Max Dolega

Zur Pathologie und Therapie der kindlichen Skoliose

Verlag
der
Wissenschaften

Max Dolega

Zur Pathologie und Therapie der kindlichen Skoliose

ISBN/EAN: 9783957004611

Auflage: 1

Erscheinungsjahr: 2015

Erscheinungsort: Norderstedt, Deutschland

© Verlag der Wissenschaften in Vero Verlag GmbH & Co. KG. Alle Rechte beim Verlag und bei den jeweiligen Lizenzgebern.

Webseite: http://www.vdw-verlag.de

Cover: Foto ©Helene Souza / pixelio.de

Dr. DOLEGA

PATHOLOGIE UND THERAPIE

DER

KINDLICHEN SKOLIOSE.

ZUR

PATHOLOGIE UND THERAPIE

DER

KINDLICHEN SKOLIOSE

UND ÜBER DIE

UNTERSCHEIDUNG EINER HABITUELLEN UND CONSTITUTIONELLEN

FORM DERSELBEN

EINE KRITISCHE UND KLINISCHE STUDIE

VON

Dr. med. DOLEGA

DOCENT AN DER UNIVERSITÄT LEIPZIG. INHABER DER VORMALS SCHREBER-SCHILDBACH'SCHEN
ORTHOPÄDISCHEN UND MECHANOTHERAPEUTISCHEN HEILANSTALT

MIT 72 IM TEXT ENTHALTENEN ABBILDUNGEN

LEIPZIG

VERLAG VON F. C. W. VOGEL

1897.

DEM ANDENKEN

CARL LUDWIG'S.

Vorwort.

Nur wenige Bemerkungen sind es, welche der Autor der vorliegenden Arbeit vorausschicken möchte.

Ueber die Berechtigung sowie die Art und den Plan der gestellten Aufgabe handelt das nachfolgende erste einleitende Capitel. Der Verfasser fühlt aber das Bedürfniss, an dieser Stelle einige erklärende Worte mit bezug auf die vorgedruckte Widmung dieser Schrift zu sagen. Es könnte dem Fernerstehenden anmassend erscheinen, eine Arbeit, wie die vorliegende, den Manen eines Ludwig zu weihen.

In erster Linie auch nicht dem Andenken des grossen Physiologen, sondern dem des grossen und zugleich unendlich gütigen Lehrers Carl Ludwig ist diese bescheidene Arbeit aus dankbarem Herzen eines seiner Schüler gewidmet.

Der Verfasser hatte das Glück, durch eine Reihe von Jahren, bis zum Tode des grossen Meisters, in dauernder persönlicher Fühlung mit seinem Lehrer bleiben zu dürfen. In den letzten Jahren Ludwig's war es auch das directe Arbeiten unter dessen Augen im physiologischen Institute an einer vom Meister selbst gestellten, leider allerdings sehr spröden und nicht zu einem fruchtbaren Resultate führenden Aufgabe, welche den Verfasser nochmals zum Schüler Ludwig's machte und ihn vor allen Dingen den grossen Menschen in ihm noch näher kennen lehrte. — —

Das vorliegende Buch ist mit Absicht so gehalten, dass es nicht ausschliesslich den Charakter einer wissenschaftlichen Monographie trägt, sondern gleichzeitig aus der Praxis sich an die Praxis wendet und bezweckt, den weiteren ärztlichen Kreisen einen Ueberblick über den Stand eines Capitels der Knochenpathologie zu geben, das in seinen eigentlichen Kernpunkten wenig allgemein gekannt und zum Theil recht falsch beurtheilt ist, zudem in den klinischen Vorlesungen nicht allzu ausführlich behandelt zu werden pflegt. Speciell die feineren anatomischen Details, wie sie bei der Skoliose vorliegen und für die Deutung ihrer Entstehung von ausschlaggebender Wichtigkeit sind, sind der Mehrzahl der praktischen Aerzte vollkommen unklar, dementsprechend auch die Vorstellungen, wie und was die Therapie leisten will und kann.

Der Mangel eingehenderer Kenntniss der diesbezüglichen verschiedenen Behandlungsmethoden geht mit dem Mangel der Kenntniss der mechanischen und physikalischen Behandlungsmethoden überhaupt und dem Mangel praktischer Unterweisung in denselben Hand in Hand. Ob die Zeit resp. unsere Hochschulen darin eine Besserung eintreten lassen werden, wird sich zeigen. —

Weiterhin sind es Worte des Dankes, die dem Verfasser noch am Herzen liegen. Dank gebührt dem Herrn Verleger für die Ausstattung des Buches und die Aufnahme der zahlreichen Abbildungen, welche bis auf wenige durchaus Originale sind; herzlicher Dank auch Herrn Geheimrath Birch-Hirschfeld, welcher dem Verfasser gestattete, zu den Zwecken dieser Arbeit die Sammlung des pathologischen Institutes zu benutzen und einige der sehr interessanten Präparate zur illustrativen Wiedergabe überliess. Der vortrefflichen Ausführung der letzteren in den anatomischen Originalzeichnungen durch Herrn Zeichner Héroux sei ebenfalls an dieser Stelle besonders gedacht.

Leipzig, April 1897.

M. Dolega.

Einleitung.

Schwerlich lässt sich ein Kapitel der Knochenpathologie anführen, welches eine umfänglichere Literatur aufzuweisen hat, wie das der seitlichen Rückgratsverkrümmungen, der Skoliose.

Anatomen und Orthopäden haben sich bemüht, Verständniss von dem Wesen jener Difformität zu gewinnen und damit zur Bekämpfung dieser so ausserordentlich häufigen und in allererster Linie als Gestaltfehler so schwerwiegenden Difformität beizutragen.

Die Aufgabe erwies sich aber bei weitem schwerer und spröder, als dem, in einer so grossen Zahl von Fällen charakteristisch ausgeprägten, pathologisch-anatomischen, wie klinischen Bilde nach von vornherein zu erwarten war. Besonders die Deutung des Zustandekommens der pathologisch-anatomischen Verhältnisse, wie der klinischen Aetiologie, Fragen, auf deren Beantwortung hin ja eine wirklich rationelle Therapie sich erst aufbauen kann, haben eine grosse Reihe von Untersuchungen hervorgerufen, an denen sich die ausgezeichnetsten Anatomen und orthopädischen Chirurgen betheiligt haben.

Es könnte somit auf den ersten Blick als überflüssig oder anmaassend erscheinen, das Thema der Skoliose von Neuem zum Gegenstand einer Studie zu machen, und doch ist meiner Ueberzeugung nach ein solcher Vorwurf durchaus unberechtigt.

Gerade die letzten Jahre haben eine Reihe anatomischer Untersuchungen über Knochenwachsthum im Allgemeinen, wie über Knochenwachsthumsstörungen speciell mit Bezug auf die Osteomalacie und Rhachitis, über die Veränderungen und besonders auch diejenigen der Structurverhältnisse, der skoliotischen Wirbelsäule, über die Anatomie am Lebenden, mit Bezug auf Körperhaltung und Körperschwerpunkt gebracht, dass viele einseitige und hypothetische frühere Auffassungen, welche zum Theil noch bis jetzt in breitester Weise die Form der ärztlichen Anschauungen über Wesen und Behandlung der skoliotischen Wirbelsäuleverkrümmungen beherrschen, nunmehr endgültig als mit den wissenschaftlichen Thatsachen nicht vereinbar zurückgewiesen werden können.

Seit der schlichten und anspruchslosen Abhandlung Schildbach's,[1]) der ausgezeichneten, auf ausgedehnten, eigensten anatomischen und klinischen Untersuchungen fussenden Darstellung Volkmanns[2]) und der erschöpfenden, durch seine klare Sprache und Darlegungsweise ausgezeichneten Arbeit von A. Lorenz,[3]) welche vor nunmehr zehn Jahren erschien, ist keine, die ganze inzwischen erschienene Literatur berücksichtigende und mit Bezug auf die vielen strittigen Punkte klärend wirkende Monographie über Pathologie und Therapie der Skoliose veröffentlicht.

Sehr ausführlich und gründlich ist zwar das Kapitel der Skoliose in Hoffa's Lehrbuch der orthopädischen Chirurgie, doch trägt es trotz der überall ausgesprochenen eigenen Anschauungen den compilatorischen Charakter, wie er dem Rahmen eines Lehrbuches entspricht.

Verhältnissmässig nicht sehr ausgiebig ist die Darstellung in König's[4]) grossem Handbuche, und auch Landerer's[5]) Capitel über Skoliose in seinem neuesten Handbuche befriedigt nicht.

Seit Jahren speciell dafür interessirt und gewissermaassen durch die ganze Tradition der jetzt von ihm geleiteten Anstalt, in welcher ein Schreber und Schildbach seine Vorgänger waren, darauf hingewiesen, hat sich der Verfasser der vorliegenden Arbeit, dem Studium der Skoliose, gewidmet.

Der Plan, eine kritisch-klinische Studie über dieselbe zu verfassen, geht auf über drei Jahre zurück und ist seitdem alles betreffende Material zu gegebenem Zwecke gesammelt und gesichtet worden.

Verfasser beabsichtigte zu sehen, inwieweit die Ergebnisse seiner eigenen klinischen und anatomischen Beobachtungen, sowie seine therapeutischen Ansichten sich deckten oder ergänzten resp. abwichen von dem von anderen Seiten gesammelten Material, und wieweit das Studium der anatomischen Literatur und eigener anatomischer Untersuchungen ihn zu einer möglichst klaren Auffassung über das Wesen und die Aetiologie jener praktisch so ausserordentlich wichtigen und vielverbreiteten Difformität führen würden.

Bei dem jetzigen Facitziehen seiner nach bestem Wissen und Gewissen durchgeführten Aufgabe ist er sich bewusst, wie von vornherein zu erwarten stand, wesentliche neue, anatomische und klinische Thatsachen nicht herbei-

---

1) Schildbach, Die Skoliose. 1872.
2) R. Volkmann, Verletzungen und Krankheiten der Bewegungsorgane. Pitha-Billroth's Handbuch der Chirurgie, 1882.
3) Adolf Lorenz, Pathologie und Therapie der seitlichen Rückgratsverkrümmungen. Wien 1886.
4) König, Lehrbuch der speciellen Chirurgie.
5) Landerer, Mechanotherapie. Leipzig 1894.

gefördert zu haben. Wohl aber glaubt er in der Lage zu sein, so manchen Stein des Anstosses hinsichtlich der Auffassung und Therapie der Skoliose beseitigen zu helfen, welcher gerade hervorragende und kritische Fachleute zu einer gewissen Apathie in der Beurtheilung und Behandlung Skoliotischer geführt hatte — weil doch alle Mühe schliesslich nur allzu unlänglich belohnt wird —, und andererseits eine grosse Zahl Vertreter der Orthopädie zu theilweise durchaus kritikloser therapeutischer Vielgeschäftigkeit verleitet hatte, welche sich vorzugsweise in der Construction von, zum Theil sich durch nichts als Complicirtheit auszeichnenden, portativen Skoliosenapparaten bethätigte.

Es ist sicher, dass wir auch heute noch eine einheitliche, einwandsfreie Erklärung über die Art und Weise, in welcher diejenigen Momente und Kräfte, welche wir bei dem Entstehen einer Skoliose als beeinflussende annehmen müssen, nun wirklich einsetzen, und welcher Effect den einzelnen Componenten der bewegenden Kräfte zukommt, nicht zu geben vermögen. Aber es ist ebenso sicher, dass der Blick für die Beurtheilung an sich richtiger Thatsachen durch das Streben, eine solche einheitliche Erklärung zu finden, häufig getrübt und in sehr einseitiger Weise concentrirt worden ist.

Nur daraus erklären sich die zum Theil so weit von einander abweichenden Theorieen über das Wesen und Zustandekommen der Skoliose, ganz besonders aber über den Gegenstand schärfster Controverse: die sogenannte Torsion.

Der Mangel einer derartigen einheitlichen Auffassung und die Fülle und Verschiedenheit der, von zum Theil in ihrer Objectivität nicht anzuzweifelnden Beobachtern, herbeigebrachten Thatsachen können nur lehren, wie ungeheuer trügerisch der Pfad allgemeiner Schlussfolgerungen oder gar umfassenderer Theorieen sein muss, und wie sehr man sich zu hüten hat, einem drängenden Causalitätsbedürfnisse nachzugeben, wenn dieses, ohne den Einzelthatsachen theilweise eine gewisse Zwangsdeutung zu geben, nicht möglich ist.

Gerade aber für die Veränderungen, wie sie bei der Untersuchung der skoliotischen Wirbelsäule, vor allen Dingen als Endresultat des abgelaufenen pathologischen Processes, zu Tage treten, darf man nicht ein für alle Fälle gültiges Entstehungsgesetz aufstellen, sondern muss jederzeit im Auge behalten, welche vielerlei Wege im lebenden Organismus mit seinen physiologischen Kräften möglich sind zur Erreichung eines Endeffectes, der allein der anatomischen Untersuchung zugänglich ist.

Basirend auf dem Bewusstsein der Unzulänglichkeit unserer bisherigen Beweismittel, besonders nach der physiologischen Beziehung hin, sollen in der vorliegenden Abhandlung die anatomischen und klinischen Thatsachen, auf Grund der Literatur und eigenen Materials dargelegt und mit einander verglichen werden, um daraus zu ersehen, welche Gesichtspunkte nach dem Standpunkt unseres jetzigen Wissens sich für die Lehre vom Wesen, wie für die Prophylaxe und die Behandlung der seitlichen Wirbelsäulenverkrümmungen ergeben.

Die Arbeit macht jedoch keinen Anspruch auf Vollständigkeit bezüglich des Zusammentragens alles dessen, was überhaupt über jenen Gegenstand gedacht und geschrieben worden ist und zum Theil schon sich als völlig haltlos oder überflüssig erwiesen hat, zum allerwenigsten aber auf erschöpfende Darstellung aller bezüglich der Therapie gemachten Versuche. Was die letzteren anbetrifft, so werden diejenigen Verfahren, welche bisher wirklichen Indicationen genügt haben und wirkliche Marksteine auf dem therapeutischen Forschungswege bezeichnen, Verfahren, wie sie sich z. B. an die Namen eines Glisson, Delpech, J. G. Heine, Schildbach, R. v. Volkmann, Barwell, Sayre, Lorenz, Höffa u. A. anlehnen, Berücksichtigung finden und die eigenen therapeutischen Anschauungen und Maassnahmen des Eingehenderen besprochen werden.

Ganz besonders ist noch ein Punkt hervorzuheben, der vielleicht bei einer Anzahl von Kritikern Anstoss erregen könnte und dem Verfasser eventuell das Odium grosser Unwissenschaftlichkeit in gewissen Augen eintragen könnte: das ist das nicht speciellere Eingehen auf die Messung der Skoliosen. Trotz selbstverständlicher Kenntniss der verschiedensten, gerade in den letzten Jahren entschieden mit einem Aufwand grossen Scharfsinns aufgestellten Messmethoden, und trotz speciell vollständigen Vertrautseins mit der Zander'schen Messmethode, hat sich der Verfasser nie der Ueberzeugung verschliessen können, dass bei der Aufnahme der Messbilder — mit Ausnahme der mittelst des Zander'schen Querschnittsmessers gewonnenen — durch mehr oder weniger gute Selbstrichtung des skoliotischen Patienten, besonders bei den beginnenden Fällen, Fehler nicht zu vermeiden sind, welche für die Vergleichung und den Werth der construirten Messbilder und der daraus zu ziehenden Schlüsse nicht ohne nachtheilige Folge sein können.

So wünschenswerth im theoretischen Sinne genaue Messbilder sind, so wenig genügen die vorhandenen noch den exacten Anforderungen (zumal ja an sich der Dornfortsatzlinie nur ein bedingter Werth für die Beurtheilung einer Skoliose zukommt). Sie entsprechen nicht genügend unserem räumlichen Vorstellungsbedürfnisse und sind mit Hinblick auf die Therapie durchaus nicht wichtig genug.

Als die praktisch bei weitem noch an erste Stelle zu setzenden Verfahren, welche uns Rechenschaft über die Configuration einer skoliotischen Wirbelsäule und eines skoliotischen Rumpfes geben, sind die Photographie und das plastische Abformen der Körper der Patienten. Giebt die erstere

Methode uns auch über die feineren Niveauverhältnisse, die ja allerdings zur Vergleichung für therapeutische Resultate sehr wichtig sind, nur mangelhaften Aufschluss, so giebt sie uns doch — besonders mit farbiger Markirung der Dornfortsatzlinie — ein annähernd richtiges Bild von den seitlichen Deviationen und vor Allem einen charakteristischen Eindruck von dem Gesammthabitus. Die Scheitelpunkte der Krümmungen können am Lebenden sehr gut mittelst eines Skoliosometers nach Miculicz oder eines ähnlichen Instrumentes bestimmt und auf die Abbildungen übertragen werden.

Die plastische Abformung des Thorax, resp. ganzen Rumpfes, und das Legen von Querschnitten in gegebener Höhe durch das angefertigte Positiv ist zwar ein etwas umständlicheres Verfahren, aber auch um so sicherer. Da, wo es darauf ankommt, wirklich einmal die Thoraxquerschnitte in verschiedenen Stadien und unter der Einwirkung verschiedener Maassnahmen (z. B. bei gewöhnlicher schlaffer Haltung, möglichster Selbstrichtung und Suspension) mit einander zu vergleichen, ist dies auf alle Fälle eine sehr brauchbare und sichere Methode.

Gegen die Durchführung umständlicher Messungen unter Aufwand kostbarer Apparate (der Zander'sche Messapparat kostet z. B. ca. 1500 Mark) spricht bei einem grossen Material die Thatsache, dass es die Zeit einfach gar nicht gestattet.

Der klinischen Seite der vorliegenden Studie ist das Material an Skoliosen vom October 1893 bis zum Juli 1896, welches dem Verfasser zur Beobachtung, resp. Behandlung kam, zu Grunde gelegt.

Im Hinblick auf ihre beabsichtigte literarische Verwerthung wurden alle Fälle sowohl nach der anamnestischen, wie nach der klinischen Seite hin auf das Genaueste untersucht und registrirt. Die Beobachtung eines Theiles der Fälle datirt fortlaufend über den ganzen angegebenen Zeitabschnitt.

Das Publicum, aus welchem sich die betreffenden Fälle recrutirten, gehört zum grössten Theil den besseren, zum Theil doch aber auch den unteren Ständen an. Die überwiegende Mehrzahl der Fälle stammt aus Sachsen und den umliegenden Provinzen, und zwar annähernd gleich aus städtischen und ländlichen Bezirken. Es dürfte daher der Vorwurf der Einseitigkeit des Materials nach Möglichkeit ausgeschlossen sein.

Zur normalen Anatomie der Wirbelsäule
und
der Lehre vom Knochenwachsthum im Allgemeinen.

Als Ausgangspunkt für die pathologisch-anatomischen und klinischen Betrachtungen haben sowohl die anatomischen Verhältnisse der normalen Wirbelsäule, wie die Gesetze der Statik und Mechanik[1]) derselben zu gelten.

Die Wirbelsäule ist die Trägerin des Rumpfskelettes und ihre Beschaffenheit kennzeichnet am wesentlichsten die Statur und Haltung des Menschen.

Vergegenwärtigt man sich die Wirbelsäule eines ausgewachsenen, aber noch jugendlichen Individuums, so ist kurz Folgendes hervorzuheben:

Die Wirbelsäule ist ein gegliedertes System von Einzelknochen, den Wirbeln. Sie zeigt die bekannten antero-posterioren Krümmungen, deren Convexität im Hals- und Lendentheil nach vorn, im Rückentheil nach hinten gerichtet ist.

Die einzelnen Wirbel bestehen aus den Wirbelkörpern und den Wirbelbögen, letztere in ihre verschiedenen Fortsätze gegliedert, und bilden, abgesehen von den knöchern-verschmolzenen Wirbeln des Kreuz- und Steissbeins, ein System von mit einander gelenkig verbundenen Knochen.

Die Syndesmosen der Wirbel bestehen aus Faserknorpel und zwar:

a) aus einem äusseren Theil: Faserring. Die äussersten Lamellen desselben (s. Abb. 1) verschmelzen in Gestalt von derben Bindegewebszügen auf das Engste mit dem Periost, während die inneren zwiebelschalenartig angeordnet und gitterartig durch Faserzüge durchsetzt sind, welche, sich ihrerseits kreuzend, von einem Wirbel zum anderen schräg aufsteigend verlaufen (s. Abb. 2).

b) aus dem centralen, makroskopisch fast homogen erscheinenden Kern, welcher aber ebenfalls aus Faserknorpel besteht (s. Abb. 1). Ring und

---

[1]) Grundlegend für die Gesetze derselben sind die Arbeiten Henke's u. H. v. Meyer's. Henke, Anatomie und Mechanik der Gelenke. Leipzig 1863. H. v. Meyer, Statik und Mechanik des menschlichen Knochengerüstes. 1873.

Kern sind nicht streng von einander zu trennen, sondern gehen durch eine vermittelnde Zwischenschicht in einander über.

Man kann nun, wenn man die durch ihre specielle Eigenart der Gelenkverbindung charakterisirten ersten beiden Halswirbel bei Seite lässt, den übrigen Theil der Halswirbelsäule, die Brust- und Lendenwirbelsäule zufolge der Gleichartigkeit ihrer Gelenkmechanik zusammen betrachten.

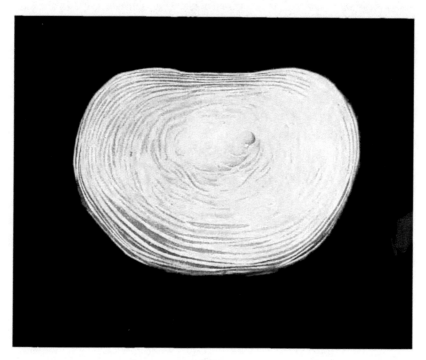

Abbildung 1.

Während die centralen Knorpelkerne der Syndesmosen gewissermaassen wie fast incompressible Kissen, oder so gut wie nicht zusammendrückbare Sprungfedern, je zwei Wirbel von einander zu trennen streben, welche letztere gewissermaassen auf ihnen balanciren, so suchen die kreuzweise von unten nach oben zu halbspiralig aufsteigenden derben Bündel des Faserringes bald hier, bald dort die Ränder der Wirbelkörper einander zu nähern, und widerstreben oder begünstigen, je nachdem, wechselnd die Drehung zwischen zwei Wirbeln innerhalb bestimmter Grenzen, verhindern

Anmerkung. Abbildung 1—3 sind mit Genehmigung des Verfassers entnommen aus: Spalteholz, Anatom. Atlas.

aber mit ihrem Randtheil die Entfernung zweier Wirbel über die Grenzen der Elasticität der Faserzüge hinaus und vollständig die Verschiebung derselben mit ihren basalen Flächen über einander.

„So stehen," wie Henke sagt, „die Wirbelkörper über einander auf den Kernen der Syndesmosen wie auf Sprungfedern, die sie von einander emporheben, während sie durch die Faserringe zusammengehalten werden, und die ganze Säule würde, abgesehen von den Gelenken, einen allseitig biegsamen und drehbaren elastischen Stab darstellen. Die Ausgiebigkeit

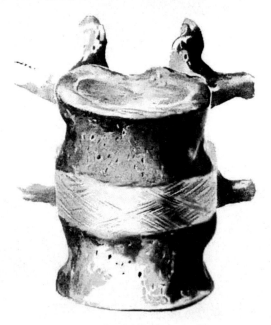

Abbildung 2.

dieser Bieg- und Drehbarkeit an den einzelnen Abschnitten hängt ab von der Höhe der Syndesmosen im Verhältniss zu der Höhe und Breite der von ihnen verbundenen Wirbelkörper."

Zufolge der straffen Verbindung der Wirbelkörper über einander ist nun die Biegung und Drehung derselben nur möglich um Achsen, welche durch die Mitten der Syndesmosen gehen. Solcher Bewegungsachsen giebt es nach Henke zwei Sorten:

1. solche, welche in der Medianebene liegen (mediane Achsen)
2. solche, welche auf der Medianebene senkrecht stehen (quere Achsen).

Bewegungen um erstere sind Rotationsbewegungen, um letztere Beug- und Streckbewegungen.

Diese beiden Achsen genügen indess nicht; zum mindesten muss man dritte Achsen noch hinzunehmen, welche durch die Mitte der Syndesmosen gehen und senkrecht auf einer mittleren Frontalebene stehen, d. h. Achsen für die seitlichen Neigungsbewegungen.[1]) Für die Halswirbel kommen noch schräge Achsen in Betracht, wie Hughes[2]) nachgewiesen hat.

Die Bieg- und Drehbarkeit erfährt nun aber, sowohl für die einzelnen Wirbel wie für die einzelnen Abschnitte der Wirbelsäule ganz bestimmte Begrenzung durch die Richtung der Gelenkflächen der Gelenkfortsätze der Wirbelbögen.

Da diese nicht absolut fest auf einander aufliegen, sondern durch eine, wenn auch nur dünne Gelenkknorpelschicht getrennt sind und theilweise durch eine nicht allzu straffe Kapselverbindung mit einander zusammenhängen, so gestatten sie nach verschiedenen Richtungen einen leichten Spielraum, vorwiegend aber doch nur Bewegungen in ganz bestimmten Richtungen, entsprechend der Stellung und Congruenz ihrer Gelenkflächen.

So gestatten der dritte bis siebente Halswirbel[3]), sowie in höherem Grade die mittleren, in etwas geringerem Grade die oberen und unteren[4]) Brustwirbel Rotationen, neben Beugung und Streckung, welche unter Abhebelung der Wirbel von einander zu Stande kommen. Das Gelenk zwischen XI. und XII. (bezw. zuweilen zwischen X. und XI.) Brustwirbel nimmt eine besondere Stellung ein und gestattet besonders freie Drehung; die Interarticulargelenke der Lendenwirbel dagegen erlauben ausgiebigste Beugung und Streckung, aber so gut wie keine Rotation.

Ein weiterer Punkt, auf den sowohl von anatomischer, wie von klinischer Seite, gerade mit Hinblick auf das Zustandekommen der Veränderungen bei Skoliose, aufmerksam gemacht worden ist, das ist der Unterschied der Verhältnisse an der Wirbelkörper- und Wirbelbogenreihe.

Vor allen Dingen H. v. Meyer ist es, und in neuester Zeit wieder E. Albert[5]), welche hervorheben, wie die letztere auf Grund der sie verbindenden straffelastischen Bandapparate gewissermaassen unter steter elastischer Spannung stehe, dabei aber ausserordentlich compressibel sei, im Gegensatz zu der so gut wie unzusammendrückbaren Körperreihe. Diese Be-

---

1) Als Resultate von seitlicher Neigung und gleichzeitig inducirter Rückbeugung zweier Wirbel zu einander ergiebt sich eine Bewegung, welche der von E. Albert gebrauchten Bezeichnung „Reclination" (s. weiter unten) ungefähr entspricht.

2) Hughes, Die Drehbewegungen der menschlichen Wirbelsäule etc. His' Archiv für Anatomie 1892.

3) Vergl. Hughes l. c., dessen Untersuchungen allerdings an Wirbelsäulen ohne Rippenkorb gemacht sind.

4) Das Gelenk zwischen XI. und XII. bez. X. und XI. Brustwirbel nimmt die gleich zu erwähnende Sonderstellung ein.

5) E. Albert, Zur Theorie der Skoliose. Wien 1890.

obachtung trifft allerdings in dieser Weise nur für die vollständig verknöcherte Wirbelsäule des Erwachsenen zu; ich möchte jedoch gleich hier scharf hervorheben, dass diese Verhältnisse beim wachsenden Skelett insofern verändert sind, als die Wirbel noch nicht ein compactes, knöchernes Ganzes bilden, sondern durch die noch bestehenden Epiphysenfugen je nach dem Alter mehr oder weniger deutlich in ihre Componenten gegliedert erscheinen.

Weiterhin zeigt die Vergleichung von Wirbelkörper- und Wirbelbogenreihe, dass die erstere, nur von ihren Bandapparaten umkleidet, frei nach dem Inneren grösserer Körperhöhlen vorspringt (wenn man eine solche Analogie auch für den Halstheil in Gestalt des Raumes, wo Oesophagus und Trachea liegen, gelten lassen will), während letztere in die grossen Massen der langen und kürzeren Rückenmuskeln eingebettet erscheint.[1]

Gerade diese Verhältnisse sind aber entschieden der eingehenden Beachtung und Hervorhebung werth, weil ihnen ein gewisser Einfluss auf die Art des Wachsthums der Wirbel unter pathologischen Belastungsverhältnissen nicht abgesprochen werden kann, zumal es erwiesen ist, dass die expansive Intensität des Knochenwachsthums nach der Richtung der geringsten Widerstände am grössten zu sein pflegt.[2]

Wenn auf diese Punkte auch noch weiter unten zurückgekommen werden muss, so sei doch jetzt schon kurz gesagt, wie es von vornherein nicht unwahrscheinlich erscheint, dass unter dem Einfluss anomaler statischer Verhältnisse sich eine Wachsthumsstörung am ehesten an der relativ starren Reihe der Wirbelkörper und den Bogenwurzeln bemerkbar machen kann. Ob allerdings die Syndesmosenkerne beim jugendlichen Individuum bereits ebenso incompressibel sind, wie beim Erwachsenen, darüber liegen Untersuchungsergebnisse nicht vor.

Im Nachfolgenden wollen wir kurz noch auf die Verhältnisse eingehen, welche die Wirbelsäule kindlicher oder überhaupt noch im Wachsthum begriffener Individuen darbietet.

Die Hauptverschiedenheiten der kindlichen Wirbelsäule gegenüber der des Erwachsenen bestehen einmal in dem Verhalten der antero-posterioren Krümmungen und zweitens in dem Vorhandensein der verschiedenen Epiphysenknorpel der Wirbelcomponenten.

Was den ersteren Punkt betrifft, so ist bekannt, dass anfangs die Wirbelsäule des Neugeborenen einen gestreckten Stab darstellt, an welchem die späteren typischen antero-posterioren Krümmungen vollständig fehlen.

---

1) Welche Schlüsse H. v. Meyer, R. v. Volkmann und A. Lorenz mit Bezug auf die Erklärung des Vorhandenseins und Entstehens der sog. Torsion der Wirbelsäule bei Skoliose aus diesen Thatsachen folgerten, wird weiter unten berührt werden.

2) A. Kölliker, Die normale Resorption des Knochengewebes und ihre Bedeutung für die Entstehung der typischen Knochenformen. Leipzig 1873.

Im Laufe der ersten Lebensjahre treten dieselben dann unter Einfluss des immer freieren Gebrauches der Stammmuskeln und der nach den verschiedenen Körperhaltungen verschieden wirkenden Belastung des Stammes, hervor, um sich vom siebenten Jahre an zu fixiren.

Der Grad, in welchem dies geschieht, wechselt auch unter normalen Körperverhältnissen; die betreffenden Krümmungen sind bald mehr, bald weniger stark ausgeprägt und zahlreich sind ja die Uebergänge zwischen dem sogenannten flachen und dem sogenannten runden Rücken.

Dafür, warum im Allgemeinen die antero-posterioren Krümmungen sich normaler Weise nur bis zu jenem Grad ausbilden, welche man mit dem Eindruck einer sogenannten schön gebauten Wirbelsäule in Einklang bringt, ist wohl ausschliesslich die Thätigkeit der Muskeln verantwortlich zu machen, wenn auch dafür weder auf anatomischem, noch direct experimentellem Wege der stricte Beweis zu erbringen ist.

Auf keinen Fall aber sind es schon die natürlichen Hemmungen der Knochen selbst und der Bänder, welche die Grenze der normalen Krümmungen abgeben. Einmal kann man dies direct am Lebenden dadurch constatiren, dass bei vollständig schlaffer Haltung, sogenanntem „Insichzusammensinken", vor allen Dingen die Kyphose der Brustwirbelsäule, welche sich dann nach oben bis auf die Hals- und nach unten bis auf die Lendenwirbelsäule fortsetzt, erheblich zunimmt, und ferner zeigt dies die zuerst durch die Messungen des Abbé Fontenu[1]) erwiesene Thatsache, dass diese Krümmungen auch beim normalen erwachsenen Menschen sich auf Grund von Ermüdung der Stammmuskeln unter dem Einfluss der Belastung der Wirbelsäule im Laufe des Tages ändern und zwar zunehmen, so dass der Mensch nach dem Aufstehen früh bis zu ca. $2^{1}/_{2}$ cm grösser sein kann als Abends.

Es ist ferner bekannt, dass diese Krümmungen sich mit dem Alter häufig ebenso wie unter dem Einfluss bestimmter Berufsarten im Laufe der Jahre stärker entwickeln (sogenannte Alters- und Berufskyphosen).

Neben diesen antero-posterioren Krümmungen kommen nun an der Wirbelsäule normaler Weise auch leichte, seitliche Krümmungen vor, welche als sogenannte physiologische Skoliose bezeichnet worden sind, und zwar ist die häufigste Form derselben eine leichte Abweichung der Wirbelsäule aus der Mittellinie im Dorsaltheil nach rechts, im Hals- und Lendentheil nach links.

Ueber die Constanz und die Bedeutung dieser seitlichen Abweichungen ist viel und heftig gestritten worden.

---

1) Citirt bei R. v. Volkmann, Pitta-Billroth, Handbuch der Chirurgie. 2. Band II. pag. 701.

Sabatier. Hueter. Bühring betonten ihre Constanz und ihre Bedeutung für das Zustandekommen einer pathologischen Skoliose. R. v. Volkmann ist wenigstens betreffs des ersten Punktes derselben Meinung, A. Lorenz dagegen leugnet sie im Sinne eines constanten Befundes auf Grund ausgedehnter Untersuchungen an normal-anatomischen Leichenmateriale entschieden.

Gleich hier mag aber noch erwähnt werden, dass man die Andeutung der oben geschilderten, relativ noch am häufigsten vorkommenden physiologischen Dorsalskoliose nach rechts weder ausschliesslich von der Rechtshändigkeit des betreffenden Individuums, noch von dem normalen *situs viscerum* abhängig erkannt hat, sondern dass dieselbe sowohl bei Linkshändern, wie bei Rechtslage der Aorta (bei situs viscerum inversus) beobachtet worden ist.[1]

Von grosser einschneidender Bedeutung ist der zweite, oben erwähnte Differenzpunkt zwischen der ausgewachsenen und kindlichen Wirbelsäule: das Vorhandensein und Verhalten der knorpeligen Epiphysen bei der letzteren.

Die Wirbel gehören entwickelungsgeschichtlich zu den knorpelig vorgebildeten Knochen, deren Verknöcherung von bestimmten Knochenkernen aus vor sich geht, und zwar ossificiren die Wirbel beim Embryo von drei Punkten aus, je einem in den Bögen und einem in dem Körper. Zwischen den Bögen befindet sich anfangs eine dickere Knorpelmasse, welche nach und nach in einen Dorn auswächst, den späteren processus spinosus.

Die Vereinigung der knöchernen Wirbelanlage beginnt zuerst an den Bögen während des ersten Lebensjahres, und mit dem dritten Lebensjahre etwa ist der knöcherne Wirbelbogen fertig. Wechselnd, im Verlauf des dritten bis achten Lebensjahres (nach Kölliker und Toldt) verschmilzt dann auch der knöcherne Wirbelkörper mit dem Bogen.

Ausser diesen drei Hauptverknöcherungspunkten giebt es aber noch eine Anzahl anderweiter, sogenannter accessorischer, welche erst in den späteren Kinderjahren auftreten.

Etwa zwischen dem achten und zehnten Lebensjahre (nach Toldt) treten in den knorpeligen Ueberzügen der Wirbelkörperflächen die sogenannten Epiphysenplatten auf, d. h. die Knochenkerne der Epiphysen, welche letztere für das Höhenwachsthum der Wirbel von einschneidender Bedeutung sind und etwa erst gegen das fünfundzwanzigste Lebensjahr hin mit der Hauptmasse der Wirbelkörper knöchern verschmelzen.

Dass innerhalb der knorpeligen Epiphysen sich das Längswachsthum der Knochen abspielt, dass das Erhaltensein derselben die alleinige Bedingung für ein weiteres Längswachsthum der Knochen ist, und dass deren

[1] R. v. Volkmann, l. c. pag. 703.

frühzeitiges Verschwinden von den schwerwiegendsten Folgen sowohl für die Entwickelung des einzelnen Knochens, wie für die Entwickelung des ganzen Skeletts im Allgemeinen ist, das haben Welcker[1]) und Virchow[2]) in ihren classischen Untersuchungen nachgewiesen.

A. Kölliker[3]) bestätigte durchaus diese Thatsachen und fügte, durch ältere Voruntersuchungen von Hunter, Flourens, Brullé und Hugueny angeregt, die wohlbegründete Lehre vom Dickenwachsthum der Knochen durch Apposition und deren Einschmelzen durch Resorption hinzu.

Apposition und Resorption sind die Vorgänge, welche den Knochen während des ganzen Lebens begleiten und seine Gestalt und Structur hervorbringen.

Sie aber stehen wiederum im Dienste der formenden Kräfte, welche als die Hauptursachen für die Form der Knochen anzusehen sind: nämlich einmal der Belastung und andrerseits des Zuges und Druckes der Weichtheile, von denen am Rumpf- und Extremitätenskelett die Muskeln die Hauptrolle spielen.[4])

Das Verhältniss von der Bildung osteoiden Gewebes und Verkalkung desselben, d. h. derjenige histologisch-chemische Vorgang, auf welchem Wachsthum und Consistenz der Knochen beruht, wurde von pathologischanatomischer Seite aus an der Hand der Störungen, welche diese Verhältnisse erleiden können, beleuchtet und in einer Reihe von Arbeiten zum Gegenstand der Untersuchung gemacht.[5])

Weiterhin ist es die innere Structur der Knochen und ganz speciell die Anordnung der Knochenbälkchen in der Spongiosa, deren Erforschung für das ganze Verständniss von der Architektur und Physiologie des Skelettes von einschneidender Bedeutung wurde.

Die Darlegung der hier einschlägigen Thatsachen knüpft sich an die Namen H. v. Meyer's und J. Wolff's.[6])

---

1) H. Welcker, Untersuchungen über Wachsthum und Bau des menschlichen Schädels. 1862.

2) Virchow, Untersuchungen über die Entwickelung des Schädelgrundes. 1857.
Derselbe, Das normale Knochenwachsthum und die rhachit. Störungen desselben. Virchow's Archiv, Band V.

3) A. Kölliker, l. c.

4) Hier zu nennen sind die Untersuchungen von L. Fick, Ueber die Ursachen der Knochenformen, 1857 und Neue Untersuchungen über die Ursachen der Knochenformen, 1859. Ferner
Gudden, Experimentaluntersuchungen über das Schädelwachsthum, 1874.

5) Eberth, Ueber fötale Rhachitis; Pommer, Ueber Osteomalacie und Rhachitis, Leipzig 1885; Dolega, Ein Fall von Cretinismus, beruhend auf einer primären Hemmung des Knochenwachsthums. Ziegler's Beiträge zur pathologischen Anatomie, Band IX.

6) Berliner klinische Wochenschrift 1868 und derselbe, Ueber die innere Architektur der Knochen und ihre Bedeutung. Virchow's Archiv, Band L, 1870.

Alle die vorstehend aufgeführten Gesichtspunkte sind hier mit Rücksicht auf ihre Wichtigkeit hinsichtlich der patholoischen Verhältnisse der Wirbelsäule kurz in Erinnerung gebracht.

Was den letztgenannten Punkt anbetrifft, so hat derselbe durch J. Wolff eine weitgehende Verwerthung gefunden, welche gerade mit Bezug auf die Wirbelsäule und Skoliose ausserordentlich wichtig ist und auf welche später noch zurückzukommen ist.

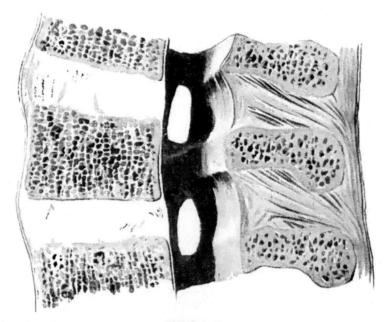

Abbildung 3.

Es sei indess gleich vorweg genommen, dass die von ihm aufgestellte Theorie der ausschliesslichen Anpassung der Knochenformen an die Function von competentester Seite energisch zurückgewiesen und zum Mindesten als durchaus nicht allein bestimmend für die Form der Knochen hingestellt worden ist.[1]

Was die Structur der Knochenbälkchen in den Wirbelkörpern betrifft, so stehen dieselben ungefähr senkrecht auf ihren Basalflächen in der Richtung der auf diese, d. h. den Gesammtwirbel, wirkenden Belastung

---

[1] Roux, Das Gesetz der Transformation der Knochen. Berliner klin. Wochenschrift 1893, No. 21. A. Lorenz, Ueber Transformation der Knochen. Klinische Zeit- und Streitfragen, Band VII, 3. Heft 1893.

(s. Abb. 3). Auf Horizontalschnitten ergiebt sich aber noch eine weitere
Anordnung, wie sie beistehende Abbildungen zeigen (s. Abb. 4 u. 5), von
denen die erstere den Horizontalschnitt eines Dorsal-, die letztere den eines
Lumbalwirbels darstellt.

Roser und R. v. Volkmann, gestützt auf die Untersuchungen
H. v. Meyer's, verfochten bereits die Meinung, dass die Knochen in

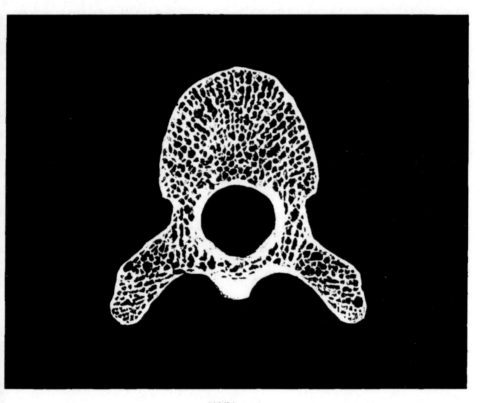

Abbildung 4.

ihrer Structur abhängig sind von den statischen Verhältnissen und, besonders in der Zeit ihres noch nicht abgeschlossenen Wachsthums, unter
dem Einflusse der auf ihnen ruhenden Belastung stehen. Sie glaubten
aber, entgegen der späteren Auffassung J. Wolff's, dass abnorme Belastung eine Hemmung des Knochenwachsthums erzeuge, eine Ansicht, die
indess durch Wolff's Untersuchungen nunmehr endgültig widerlegt ist.

Alle diese gedrängten Recapitulationen aus der normalen Anatomie,
sowie der Biologie des Knochensystems, mit Hinblick auf die Wirbelsäule,

16   Normale Anatomie der Wirbelsäule.

hielt ich für nöthig, da, wenn man alle diese einschlägigen Thatsachen sich gegenwärtig hält, die Beurtheilung der pathologischen Zustände der letzteren ausserordentlich vereinfacht wird.

Die Betrachtungen über die Statik und Mechanik der Wirbelsäule sind aber noch nach einer Richtung hin zu vervollkommnen.

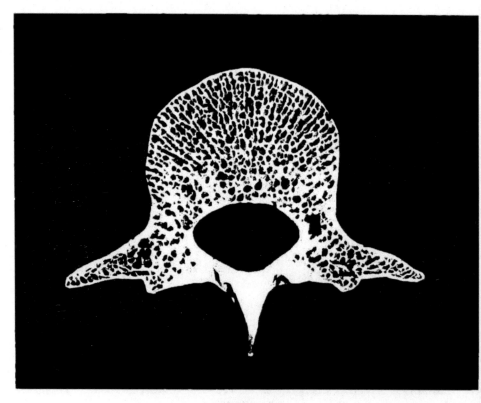

Abbildung 5.

Die an der freigelegten Wirbelsäule dargethane Dreh- und Beugefähigkeit der Brustwirbelsäule wird in bestimmter Weise modificirt werden müssen dadurch, dass an derselben die Rippen mit ihren Gelenktheilen inseriren, und zwar werden die festen Rippenbögen augenscheinlich die Drehfähigkeit der Brustwirbel zwischen einander, welche nach den Untersuchungen von Hughes an der freigelegten Wirbelsäule, besonders im oberen Dorsaltheil, eine ausgesprochen grosse ist, zufolge ihrer Insertion an Wirbelkörper- und Bogenreihe, sehr beschränken müssen.

Bemerkenswerth für die Wachsthumsverhältnisse der Rippen ist, dass nach anfangs rascher Verknöcherung der Diaphyse schon beim Embryo und dem Neugeborenen, in späterer Zeit (achtes bis vierzehntes Jahr nach Schwegel) in den Knorpeln der Köpfchen und Höcker sich Epiphysenkerne bilden, welche zwischen dem vierzehnten und fünfundzwanzigsten Jahre mit der Diaphyse verschmelzen (A. Kölliker).

Pathologisch-anatomische Befunde bei Skoliose.

Eine ausserordentlich schwierige Aufgabe ist es, eine klare Schilderung der pathologischen Veränderungen, welche der Rumpf im Allgemeinen und die Wirbelsäule im Besonderen bei der Skoliose erleiden, zu geben.

Im Vordergrund des ganzen pathologischen Bildes, als der integrirendste Bestandtheil und Ausgangspunkt für die ganzen Difformitätsverhältnisse, steht die Wirbelsäule. Demzufolge sollen zuerst die Veränderungen an dieser, dann diejenigen des Rippenkorbes und diejenigen des Beckens besprochen werden. Zum Schlusse wird es sich dann darum handeln, die auf Grund der pathologisch-anatomischen Verhältnisse des Skeletts eintretenden secundären Störungen der Weichtheile (Muskeln und Bänder), sowie der inneren Organe, besonders derjenigen des situs viscerum, zu erörtern.

a. Pathologische Anatomie der Wirbelsäule.

Aus Gründen der Uebersichtlichkeit betrachtet man am besten getrennt die pathologisch-anatomischen Details, welche eine ausgebildete Skoliose am erwachsenen Skelett und andererseits eine erst in der Entwickelung begriffene Skoliose eines jugendlichen Individuums zeigen.

Es wird sich darum handeln, zunächst einfach alle die anatomischen Details und Einzelbeobachtungen, sowohl die eigenen, wie die der anderen Autoren zu registriren, um das Material für die Frage nach der Art der Entstehung der skoliotischen Veränderungen, welche im nächsten Capitel abgehandelt werden soll, zusammen zu stellen.

Nehmen wir die ausgebildete dreifache Skoliose, welche in der Abbildung beigegeben ist (s. Abb. 6 u. 7) als Ausgangspunkt für die anatomische Beschreibung.

Der Blick auf eine solche skoliotische Wirbelsäule zeigt, dass der normale Verlauf derselben in der Weise abgeändert ist, dass pathologische Krümmungen alternirend auf einander folgen und zwar so, dass, um sich des zuerst von Lorenz gebrauchten Bildes zu bedienen, eine skoliotische Wirbelsäule um eine vom ersten Halswirbel zum ersten Kreuz- bez. letzten Lendenwirbel gedachte verticale Achse gewissermaassen wie eine Rebe um ihren Stab gewunden erscheint.

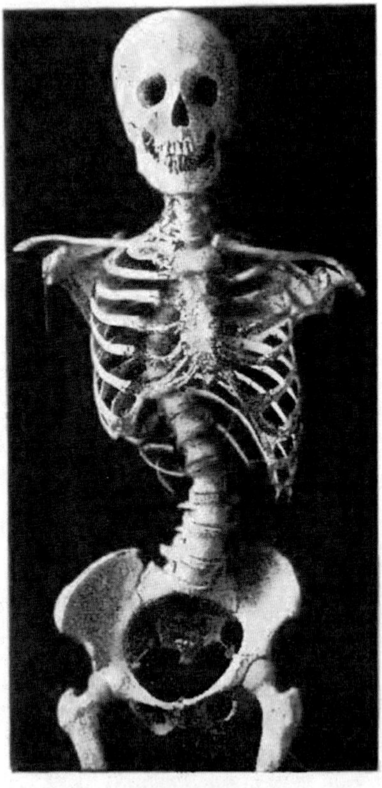

Die Krümmungen der skoliotischen Wirbelsäule liegen weder in ein und derselben Frontal-, noch in ein und derselben Sagittalebene. Da, wo die seitlichen Krümmungen am ausgebildetsten sind, besonders im Dorsal- und Lumbaltheile, erscheinen die Wirbel wie gedreht, und zwar in der Weise, dass die Wirbelkörper nach der Seite der Convexität und der Schlusstheil der Wirbelbögen mit den Dornfortsätzen mehr nach der Seite der Concavität zugewendet stehen. Ausserordentlich schön zeigen dies die Abbildungen 8 und 9 einer hochgradig skoliotischen Wirbelsäule.

Es ist dabei aber zu bemerken, dass die Wirbelkörper im Verhältniss zu den Wirbelbögen weit erheblicher aus der Sagittalebene abgewichen erscheinen.

Ausserdem scheinen die Wirbel, wenn man die Verbindungslinie der Mitten der processus transversi als Messlinie nimmt, welche bei der normalen Wirbelsäule parallel der Horizontalebene verläuft, schief gestellt, und zwar in der Weise, dass in dem oberhalb des Scheitelpunkts der Krümmung gelegenen Segment die processus transversi der convexen Seite, in dem unterhalb gelegenen Segment die der concaven Seite nach aufwärts, die der correspondirenden anderen Seite nach abwärts zu der ursprünglichen Horizontalebene abgewichen erscheinen. Nach dem Scheitelpunkt der Krümmung zu erscheinen daher die processus transversi der Concavität, zufolge der seit-

Abbildung 6.

lichen Inflexion der Wirbelsäule, einander näher gerückt, die der Convexität fächerförmig von einander abgespreizt.

Die Wirbelkörper erscheinen nach der Seite der Concavität hin mehr oder weniger keilförmig zusammengepresst, aber nicht etwa rein seitlich, sondern diagonal, von der Convexität vorn aussen nach der Concavität hinten unten zu.

Diese diagonal keilförmige Abschrägung der Wirbel ist die grösste am „Scheitelwirbel," die geringste, resp. kaum angedeutete an den „Uebergangswirbeln."

Die gegen einander stossenden Flächen erscheinen an der concaven Seite, und besonders den Rändern, oft so gepresst, dass hier die Knochenmasse breit nach der Concavität zu vortritt in Gestalt von Knochenplatten, die zum Theil ausgesprochen osteophytischen Charakter zeigen (vgl. Abb. 10). Die zwischen den Basalrändern der Wirbel gelegene concavseitige Körpermasse erscheint sattelförmig vertieft (vgl. Abb. 8 u. 19).

Die erwähnte keilförmige Abschrägung resp. Zusammenquetschung der Wirbel nach der Concavität zu betrifft indess nicht etwa nur die Wirbelkörper, sondern auch in höherem oder geringerem Grade die ganze concave Seite des Wirbelbogens.

Die an der Concavität gelegenen Gelenkfortsätze sind stärker und fester gegen einander gepresst, die an der Convexität hingegen von einander ab-

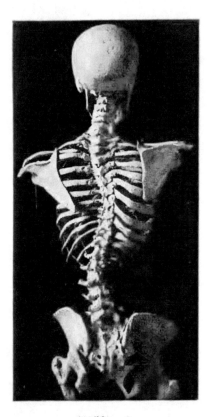

Abbildung 7.

gehebelt. Demzufolge sind die Facetten der aufsteigenden processus articulares concavseitig vergrössert und verlängert, convexseitig verkleinert, verflacht und verkürzt.

Albert betont ferner, dass auf der concaven Seite die Gelenkflächen derselben (entgegengesetzt der Neigung des Wirbelkörpers) mehr nach vorn, auf der convexen mehr nach rückwärts geneigt seien.

Zergliedert man nun die Wirbelsäule in ihre einzelnen Componenten und betrachtet jeden Wirbel in der Lage und Stellung, welche er an der

2*

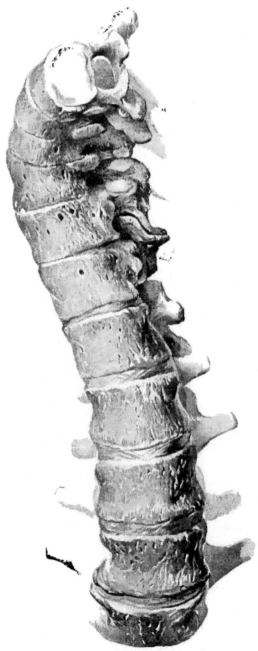

Abbildung 8.

skoliotischen columna vertebralis einnimmt, so erkennt man, dass der hochgradig skoliotische Wirbel vollkommen gegenüber dem normalen, und zwar im Sinne mehrfacher Achsen, verbildet und asymmetrisch gestaltet erscheint.

Wie Albert[1]) sagt, „zeigt ein skoliotischer Wirbel die Asymetrie seines Baues nach so verschiedenen Richtungen, dass kaum ein Punkt der concavseitigen Hälfte zu dem entsprechenden Punkte der convexseitigen Hälfte die normale Relation zeigt; der Umbau ist ausserordentlich gründlich, der Gesammteindruck ist wohl der, dass das, was in der einen Dimension verloren geht, in der anderen gewonnen wird."

Betrachten wir diese Veränderungen der Configuration der skoliotischen Wirbel des Näheren und zwar vorerst an einem Wirbel einer rechtsconvexen Dorsalskoliose (vgl. Abb. 11).

Zunächst fällt in die Augen, dass aus dem normalerweise nahezu kreisrunden foramen vertebrale ein unregelmässiges Ovoid geworden ist, welches mit

---

1) Zur Theorie der Skoliose. Wien 1890.

seinem längsten Durchmesser von der Convexität vorn, nach der Concavität hinten zu gelagert ist und mit seinem breiteren Pol nach der ersteren zu blickt. Der Wirbelkörper erscheint nicht mehr durch eine vom hinteren Venenemissarium parallel der Medianebene des Körpers nach vorn gezogene Achse[1]) in zwei gleiche Hälften theilbar, sondern wie unregelmässig verzogen und zwar in der Weise, dass der grössere Theil concavwärts von der obengedachten Linie gelagert erscheint.

Die Bogenwurzeln erscheinen an skoliotischen Wirbeln meist nicht gleich lang. In der Regel erscheint die concave, von oben und unten gesehen, verlängert, zuweilen aber, von oben allein betrachtet, etwas verkürzt, von unten gesehen aber doch deutlich verlängert.

Zum Theil ist bei beiden Ansichten ein deutlicher Unterschied nicht

---

1) Deren vorderer Punkt nach Albert die sogenannte „Dreieckspitze", das „Vorne" Alberts (vgl. E. Albert, Weitere Beiträge zur Anatomie der Skoliose, Wiener klinische Rundschau 1895, No. 48 und 49) ist.

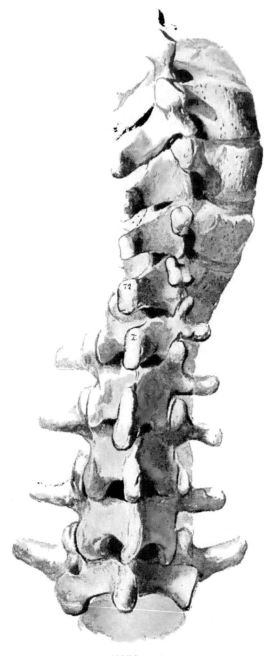

Abbildung 9.

wahrzunehmen.[1]) Dies gilt aber nur für den Wirbel in toto betrachtet.

Anders liegen nämlich diese Verhältnisse an Horizontalschnitten und es ist Nicoladoni's Verdienst, dies zuerst gezeigt zu haben. An Horizontalschnitten ist der Unterschied deutlich vorhanden und zwar ausschliesslich bisher im Sinne der Verlängerung der concaven Bogenwurzel, wie es auch unsere Abbildung 12 zeigt (siehe pag. 24).

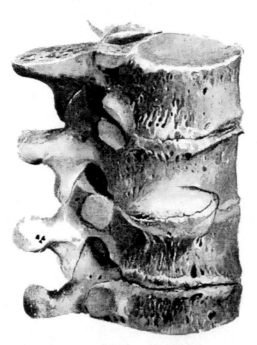

Abbildung 10.

Auf diesen letzteren Punkt wird später noch genauer einzugehen sein.

Die concavseitige Bogenwurzel und der entsprechende processus transversus erscheinen in ihrem Divergirungspunkte im Vergleich zu den anderseitigen entsprechenden Wirbelcomponenten meistens verändert und zwar etwas mehr frontalwärts abgewichen, während Bogenwurzel und processus transversus der convexen Seite mehr sagittalwärts gestellt erscheinen als normal.

Betreffs dieser Verhältnisse bestehen nun graduell ausserordentliche Unterschiede und zwar nicht bloss allein abhängig von der Hochgradigkeit einer skoliotischen Krümmung. Es ist zuweilen selbst bei hochgradigen Skoliosen diese Frontal- bez. Sagittalabweichung verhältnissmässig geringer, als bei mittelstarken Formen und kann (nach Herth und Nicoladoni) entweder gar nicht oder sogar im umgekehrten Sinne vorhanden sein.

Ebenso wenig constant ist die Art und der Grad der Abweichung der Dornfortsätze. Im Allgemeinen sind dieselben je nach der Seite der Convexität aus der Mittellinie mit abgewichen, wobei die Insertionsstelle

---

1) Dieselben Angaben macht Herth, Zur pathologischen Anatomie und Mechanik der Torsionsskoliose. Zeitschrift für orthopäd. Chirurgie, I. Bd. 2. u. 3. Heft 1891.

indess in leichter Schweifung nach der concaven Seite zu abgebogen sich findet. Die Spitzen der Dornfortsätze können wieder ihrerseits correspondirend dem Wurzelstück nach der concaven Seite abgebogen sein, wie dies auch der Wirbel in Abbildung 11 [1]) zeigt.

Der Grad der Abweichung der Dornfortsätze steht indess in keinem directen Verhältniss zur Stärke der seitlichen Krümmung und Nicoladoni [2]) hat ein besonders instructives Präparat abgebildet, bei dem trotz starker seitlicher Krümmung die Dornfortsätze so gut wie nicht aus der Mittellinie abgewichen erscheinen.

Im Allgemeinen die gleichen Verhältnisse wie am Brustwirbel finden sich auch an dem Lendenwirbel, nur mit dem Unterschied, dass hier das Ovoid aus dem ursprünglich ungefähr die Form eines gleichschenkeligen Dreiecks zeigenden foramen vertebrale hervorgegangen ist und die Frontalbez. Sagittalabweichung der processus transversi regelmässig weniger ausgesprochen wie an den Brustwirbeln erscheinen, zum Theil sogar ganz fehlen können.

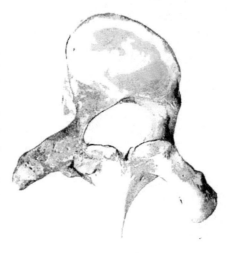

Abbildung 11.

Auch die Structur des Knochengefüges der Wirbel erleidet bei der Skoliose Abweichungen von ihrer Norm.

Die Knochenbälkchen stehen im Innern der skoliotischen Wirbel nicht mehr senkrecht und nicht mehr rechtwinkelig auf ihren Basalflächen, sondern schräg zu denselben und verlaufen von der concaven Seite oben nach der convexen Seite unten. Irgend welchen gedrehten resp. spiraligen Verlauf zeigen sie auf Verticalschnitten nirgends.

Dagegen bin ich in der Lage, den Nachweis zu führen, dass unter Umständen es auf Wirbelhorizontalschnitten, und zwar am ausgeprägtesten an skoliotischen Scheitelwirbeln, in mehr und mehr abnehmendem Maasse nach den Interferenzwirbeln zu, den Anschein hat, als ob die Knochen-

---

1) Abbildung 11 giebt den siebenten Brustwirbel der in Abbildung 8 und 9 abgebildeten Wirbelsäule wieder.

2) Nicoladoni, Die Architektur der skoliotischen Wirbelsäule. Denkschriften der Akademie der Wissenschaften. Band LV. 1889.

bälkchen auf der concaven Seite eine gewisse Knickung ihres Verlaufes erlitten. Betrachten wir Abbildung 12, welche einen Fournirschnitt des neunten Brustwirbels der in Abbildung 8 und 9 abgebildeten Skoliose darstellt.

Es macht den Eindruck, als erführen die schräg nach der Seite der Convexität zu strebenden Knochenbälkchen der concaven Bogenwurzel im Wirbelkörper ein Umbiegen nach der Concavität. Es besteht also eine

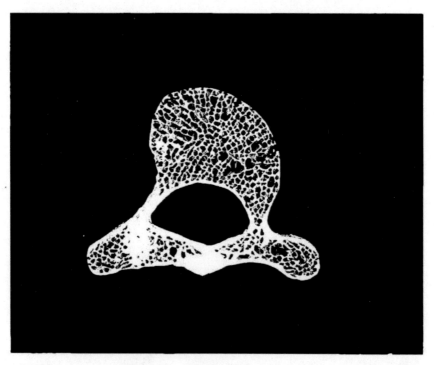

Abbildung 12.

gewisse Drehung (Torsion) des Knochengefüges. Convexerseits lässt sich Analoges nicht erkennen.

Das Spongiosagefüge erscheint ferner concavseitig engmaschiger und die Knochenbälkchen compacter, an der convexen Seite die Spongiosa weitmaschiger, die Knochenbälkchen dünner. Diese Erscheinungen zeigen sich sowohl an dem Wirbelkörper wie auch besonders an den entsprechenden Wirbelbögen. Dagegen nimmt der processus transversus der concaven Seite an diesem Compaktwerden des Gefüges nicht durchweg Theil (vgl. Nicoladoni l. c.).

Am ausgebildetsten sind die oben erwähnten Erscheinungen der veränderten Richtung der Bälkchen zu den Basalflächen an den sogenannten Uebergangswirbeln, während sie an den am stärksten abgeschrägten, den sogenannten Keilwirbeln, sich so gut wie gar nicht ausgeprägt finden. Die schräge Faserung des Längsbandes, welche nach Lorenz auch der schrägen Faserung der Spongiosa im Allgemeinen entsprechen sollte, thut dies, wie Nicoladoni nachgewiesen hat, in Wirklichkeit nur betreffs der Züge der Corticalis, während die Züge im Innern der Wirbel den oben erwähnten entgegengesetzten Verlauf nehmen.

Wenden wir uns nun zur Besprechung der anatomischen Verhältnisse, wie sie die in der Entwickelung begriffene kindliche Skoliose darbietet.

Es ist leider früher zu wenig beachtet worden, aber selbstverständlich, dass man in alten abgelaufenen Skoliosen nur das schliessliche Endresultat jenes pathologischen Knochenprocesses vor sich hat, welchen wir unter dem Namen Skoliose verstehen. Ueber die Art aber des Zustandekommens und die Befunde der Entwickelungsphasen einer Skoliose können uns nur die Präparate kindlicher Leichen Aufschluss geben.

Ich glaube, dass betreffs dieses Punktes sich mein Material mit dem von Nicoladoni[1]) in seiner letzten Arbeit publicirten ganz ausgezeichnet ergänzt.

Ich bin in der glücklichen Lage, der Beschreibung eines ausgesprochenen Falles frühkindlicher Skoliose ein in meinem Besitz befindliches Präparat zu Grunde legen zu können, wie es in seiner Continuität bisher in keiner der mir bekannten Arbeiten über Skolise ausführlich beschrieben oder in Abbildung wiedergegeben ist. Dasselbe stammt von einem 2½jährigen, an Diphtherie verstorbenen Kinde, welches zwar gracilen habitus, aber weder im Leben noch an seinem Skelett die geringsten rhachitischen Erscheinungen aufwies. Trotzdem hatte, wie aus der beigefügten Abbildung hervorgeht, das Kind eine ausgeprägte, dreifache typische Skoliose.[2])

Während die links convexe Cervical- und Lumbalskoliose nur mässig sind, besteht eine ziemlich hochgradige rechtsconvexe Dorsalskoliose.

Dasjenige, was nun dieses in vollkommenem Zusammenhang mit Thorax und Becken zusammen gelassene Präparat in ganz ausgezeichneter und für das Verständniss des Entwickelungsganges einer Skoliose bedeutungsvoller Weise zeigt, ist Folgendes:

---

1) Architektur der kindlichen Skoliose. Wien 1894.
2) Das Präparat war mir vorläufig in toto zu werthvoll, um es zu zerkleinern. Doch behalte ich eine systematische Bearbeitung desselben (auch mikroskopisch) mir für später vor.

Zunächst imponirt auf den ersten Blick, dass der Antheil, welchen die Wirbelkörperreihe einerseits und die Wirbelbogenreihe andererseits an dem Zustandekommen des charakteristischen Bildes haben, ein durchaus verschiedenes ist und zwar der ersteren der Hauptantheil diesbezüglich zugewiesen werden muss (Abb. 13 u. 14).

In ganz ausgesprochener Weise ist das Verhalten der Wirbelkörper gekennzeichnet, wie es sich auch bei der ausgebildeten Skoliose des Er-

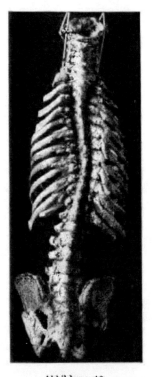 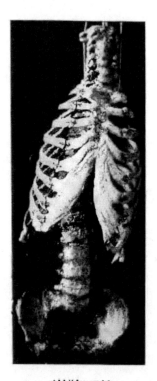

Abbildung 13.   Abbildung 14.

wachsenen darstellt. Die Wirbelkörper machen den Eindruck, als wären sie nach der Seite der Convexität zu gedreht.

Es scheint ferner, als seien sie von ovoider Gestalt und sähen mit ihren etwas breiteren Polen schräg nach vorn und der Convexität mit den schmäleren schräg nach hinten und der Concavität. Sie zeigen dabei eine deutliche Neigung schräg von vorn oben nach hinten unten, ganz in dem Sinne, wie wir es auch bei der Skoliose des Erwachsenen beschrieben haben (Erscheinung der sogenannten Reclination nach Albert).

Im Gegensatz zu dieser hochgradigen atypischen Stellung der Wirbelkörper ist es nun auffallend, dass so gut wie gar nicht an der Hals- und Lendenwirbelsäule, und in nur sehr geringem Grade an dem hochgradig skoliotischen Dorsaltheile, die Stellung der processus transversi zum Wirbelkörper und zu einander, verglichen mit normal-anatomischen, verändert erscheinen. Nur am Dorsaltheil macht es den Eindruck, als ob eine leichte Sagittalstellung der convexseitigen und eine etwas mehr Frontalstellung der concavseitigen processus transversi eingetreten sei.

Was die processus spinosi anbetrifft, so stehen die des Hals- und Lendentheiles noch nahezu vollständig in der Medianlinie; dagegen sind die des Dorsaltheiles deutlich, im Verhältniss zur hochgradigen Deviation der Wirbelkörper allerdings immerhin nur in geringem Grade, von der Medianlinie convexseitig abgewichen.

Betreffs der Wirbelkörper ist nun von Interesse zu bemerken, dass auch selbst auf der Höhe der Convexität die concave Seite verhältnissmässig nur noch sehr wenig gegenüber der convexen an Höhe reducirt erscheint und die sattelförmige Vertiefung zwischen der oberen und unteren Basalfläche, wie sie sich beim ausgewachsenen Wirbel so charakteristisch zeigt, im Allgemeinen

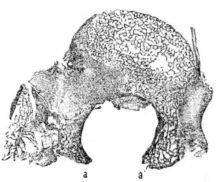

Abbildung 15.

nur noch leicht, relativ am erheblichsten am Scheitelwirbel der Lumbalskoliose, angedeutet erscheint, dass es dagegen deutlich den Anschein hat, als ob die Intervertebralscheiben auf der Seite der Concavität nicht unerheblich comprimirt wären. Also: bereits sehr auffallende Veränderungen an der Wirbelkörperreihe, bei relativ geringen an der Bogenreihe. Ueberwiegen der sogenannten „Torsionserscheinungen" im Verhältniss zu den Inflexionssymptomen an der ersteren.

Zum weiteren Studium des Verhaltens der einzelnen skoliotischen Wirbel, bez. ihrer ganzen Configuration und ihrer Structur, ist nun das Studium von Horizontal- und Sagittalschnitten, wie wir sie zuerst vor allen Dingen der ausgezeichneten Arbeit von Nicoladoni[1]) verdanken, von der allergrössten Wichtigkeit.

Die Betrachtung von Horizontalschnitten ergiebt zunächst Folgendes:

---

1) Nicoladoni 1894 l. c.

Der Wirbelkörper erscheint gegen die Seite der Convexität zu verschoben und zwar in dem Sinne, als wäre er diagonalwärts von hinten concav-nach vorn convexseitig hinübergedrückt, resp. gewachsen (vgl. Abb. 15 [1]). Die concavseitige Bogenwurzel hat deshalb mehr einen schrägen, nach der Frontalebene zu abgewichenen und gestreckten Verlauf. Sie ist länger und schmächtiger als die convexseitige und zeigt keine Spuren einer Abknickung, also ein durchaus entgegengesetztes Verhalten, als Lorenz von derselben behauptet hat.

Die Epiphysen der Bogenwurzeln sind bei der ganz jugendlichen Skoliose (ein- bis zweijährigen) beiderseits erhalten, doch zeigt die concavseitige sich weit mächtiger als die convexseitige an Masse entwickelt, und während bei

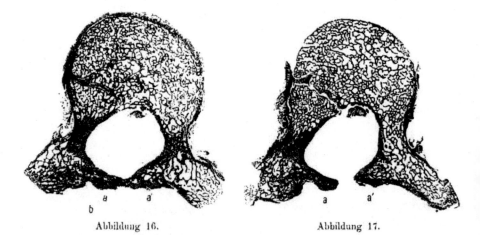

Abbildung 16.   Abbildung 17.

der älteren Skoliose (sechsjährigen) die convexseitige Bogenepiphyse nahezu vollständig verschwunden ist, ist die concavseitige durchaus noch als ausgesprochener Knorpelstreifen erkennbar (Abb. 16 u. 17).

Es zeigt sich ferner, dass die letztere vor einem besonders massig entwickelten Stück der concaven Bogenwurzel steht (vgl. Abb. 15), welches sich später deutlich als ein gegenüber der convexen Seite eingeschaltetes Zwischenstück erkennen lässt (vgl. Abb. 18).

Nicoladoni hebt nun an seinen Schnitten besonders hervor, dass die Linie, welche man sich durch beide processus transversi gelegt denkt und welche er zusammen mit einer zweiten, die processus articulares verbindenden Linie das sogenannte „Segmentum interarticulare" bilden lässt.

---

[1] Abbildungen 15 — 18 sind entnommen aus Nicoladoni, Die Architektur der kindlichen Skoliose. Wien 1894.

noch nahezu vollständig in der Frontalebene verläuft, d. h. die Stellung der processus transversi noch annähernd die gleiche ist, wie am normalen Wirbel, ein Verhalten, wie wir es an unserem vorbeschriebenen Präparate bestätigt finden.

Was die Structur der Spongiosa anbetrifft, so zeigt sich sowohl auf Horizontal- wie auf Frontalschnitten, dass concavseitig das Gefüge der Spongiosa engmaschiger und von dickeren Bälkchen durchsetzt, convexseitig weitmaschiger und von dünneren Bälkchen gebildet ist (vgl. Abb. 16 u. 17).

Eine ganz bestimmte Richtung der Knochenbälkchen ist noch kaum angedeutet und lässt sich nur an der concaven Seite einzelner Wirbel in senkrechtem Verlauf und an den Uebergangswirbeln einer untersuchten Skoliose in schräger Richtung, wie früher am Skelett des Erwachsenen beschrieben, erkennen.

Nicoladoni betont dann ferner die allerdings an seinen Präparaten deutlich sichtbare lockerere Fügung der Spongiosa am concaven processus transversus im Gegensatz zum convexseitigen und baut darauf einen weiter unten anzuführenden Schluss auf. Dass dieses Verhalten indess nicht constant ist, wurde von mir bereits betont.

Sagittalschnitte in der Richtung des Verlaufs der Bogenwurzel ergeben ferner:

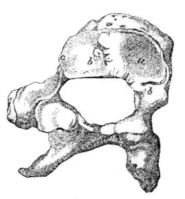

Abbildung 18.

a) dass die in die directe Verlängerung der Bogenwurzeln fallenden Wirbelabschnitte länger und niedriger an der concaven, kürzer und höher an der convexen Seite sind;

b) dass die Zwischenwirbelbandscheibe an der convexen Seite dicker ist, als an der concaven.

Vergleicht man die im Vorhergehenden gegebene Schilderung der anatomischen Verhältnisse der Skoliose am erwachsenen mit der des kindlichen Skelettes, so muss man sagen, dass die abgeschlossenen anatomischen Bilder, welche man bei der ersteren findet, auf keinen Fall einen Schluss darauf zulassen, in welcher Weise und aus welchen Vorstadien heraus sie sich entwickelt haben, d. h. keinen Schluss auf die Art der Entstehung der Skoliose.

Einen Anhalt über die Art des Entwickelungsganges einer solchen geben nur die Präparate von jugendlichen Skoliosen.

Vergegenwärtigen wir uns kurz noch einmal die Hauptpunkte, wie wir sie bei letzteren finden:

Abgewichensein resp. Verschobenerscheinen des Wirbelkörpers nach der Seite der entsprechenden Convexität, Verbreiterung seiner Basalflächen schräg von convex-vorn-aussen nach concav-hinten-unten; veränderte Stellung der angrenzenden Bogenwurzeln;

Verlängerung des Antheils der concavseitigen durch Eingeschaltetsein eines grossen Knorpelstückes, resp. Knochenstückes, nach rückwärts von der Epiphysengrenze;

Ueberwiegen der concavseitigen Bogenwurzelepiphysen und längeres Persistiren derselben gegenüber der convexseitigen;

verhältnissmässig geringes, oder wenigstens spätes, Abweichen des durch die queren Verbindungslinien der processus articulares und transversi bezeichneten Schlussstückes des Wirbelbogens (Segmentum interarticulare nach Nicoladoni);

das Fehlen aller Abknickungs- oder Drehungserscheinungen an der Bälkchenstructur.

Wir kommen nun zu der heiklen Frage der Deutung dieser Befunde und zur Erklärung der Frage: Was ist mit dem Wirbel vor sich gegangen, dass er diese im Verhältnisse zu einem entsprechend normalen so völlig veränderte Stellung und Form zeigt? — Wir berühren damit die schwierigen Streitfragen von der sogenannten Torsion und dem sogenannten asymmetrischen Wachsthum der skoliotischen Wirbel.

Die Möglichkeiten: Drehung der einzelnen Wirbel in ihrer Stellung zu einander (Rotation), Drehung der einzelnen Wirbel in sich (Torsion im engeren Sinne) und Störung der Symmetrie seines Wachsthums sind herangezogen worden, um die geschilderten anatomischen Veränderungen dem Verständnisse näher zu bringen.

Wenn wir uns der im ersten Capitel besprochenen Mechanik der Wirbelsäule erinnern, so wissen wir, dass zwar, und wie dort besprochen, abgesehen von den eigentlichen Drehgelenken der Halswirbel und dem XI. und XII., beziehentlich X. und XI. Brustwirbel, am ehesten in der mittleren Brustwirbelsäule, in etwas geringerem Grade schon an den unteren Brustwirbeln, in ganz minimalem Grade an den Lendenwirbeln, eine Art von Drehung zu einander (Rotation) zwischen den einzelnen Wirbeln möglich ist. Am erwachsenen, verknöcherten Wirbel ist derselben unter allen Umständen durch die seitlichen Hemmungsapparate der Gelenkfortsätze die engste Grenze gezogen. Es mag aber zugegeben werden, dass dieselbe vielleicht an der durch ihre knorpeligen Epiphysen segmentirten früh-kindlichen Wirbelsäule etwas ausgiebiger möglich sein kann.

Immerhin liegt auf der Hand, dass die Bilder, wie sie uns die skoliotischen Wirbel in oben beschriebener Weise ergeben, keinesfalls der Ausdruck einer alleinigen Verdrehung der einzelnen Wirbel unter sich sind.

Diese Thatsache ist auch seit langem gewürdigt und die Rotationstheorie Henke's als unhaltbar erkannt worden.

R. von Volkmann und in weitergehender Weise A. Lorenz waren es, welche die Theorie aufstellten, dass der Wirbel in sich eine Drehung seines Gefüges erfahre; dass, wie A. Lorenz sagt, der obere und untere Theil eines skoliotischen Wirbels sich gegen einander im Sinne des Uhrzeigers verdrehten. Das Hauptargument von Lorenz dafür war, dass der skoliotische Wirbel eine Abknickung seiner Bogenwurzeln, besonders der concaven, nach der Seite der Concavität zeige.

Wenn ein solches Verhalten in der That auch scheinbar an einem Wirbel im Ganzen betrachtet zum Theil bestehen mag, wenigstens dem Auge so imponirt, dabei aber sicher, wie wir oben gezeigt haben, mindestens ebenso häufig auch nicht beobachtet wird, so zeigt sich doch an Horizontalschnitten ein durchaus anderes Verhalten und die Bestätigung der oben erwähnten Nicoladoni'schen Beobachtungen von dem gestreckteren Verlauf und dem Längsüberwiegen der concaven Bogenwurzeln. Keiner unserer wie der Nicoladoni'schen Horizontalschnitte jugendlicher Skoliosen ergiebt auch nur den leisesten Anhaltepunkt für eine solche Abknickung der Bogenwurzeln im Lorenz'schen Sinne. Trotzdem giebt es eine Torsion, und ist, wie oben beschrieben, bei hochgradigen älteren Skoliosen auf Horizontalschnitten nachzuweisen in Gestalt eines Umbiegens der Knochenbälkchen innerhalb des Wirbelkörpers nach der Seite der Concavität zu (vgl. Abb. 12). Diese Drehung des Gefüges scheint aber erst verhältnissmässig in späteren Stadien — wenn überhaupt constant — einzutreten.

Augenscheinlich stets vorhanden dagegen ist die mehr oder weniger hochgradige Asymmetrie der Form des Wirbels. Die grosse Frage ist nur die: wie vertheilt sich diese Asymmetrie auf die beiden Wirbelhälften?

Dieser Punkt ist der Gegenstand der vollständigsten Divergenz der Meinung berufener Forscher gewesen. Der Kernpunkt für die ganze Sache war der: wie hat man den Wirbelkörper zu theilen, wie construirt man die richtige Mittellinie?

Nicoladoni zog in seiner ersten Arbeit[1]) diese Linie in der Weise, dass er als den vorderen Punkt die Mitte des lig. longit. ant. nahm und den hinteren Punkt in der Weise construirte, dass er am nächsten indifferenten Wirbel die Distanz der Mitte des hinteren Längsbandes von einer Bogenwurzel in den Zirkel nahm und sie an dem betreffenden skoliotischen Wirbel vom Rande der concaven Bogenwurzel her an der hinteren Körperwirbelfläche auftrug. Er construirte sich damit eine convexe grössere und eine concave kleinere Wirbelhälfte.

---

1) Nicoladoni, Die Architektur der skoliotischen Wirbelsäule. Denkschrift der Akademie der Wissenschaften. Wien 1889.

A. Lorenz[1]) und Albert[2]) wiesen das Fehlerhafte dieser Construction überzeugend nach. Ersterer theilt statt dessen den Wirbel durch eine Linie (resp. Ebene), deren hinterer Punkt das Venenemissarium, deren vorderer der Schnittpunkt derjenigen Linien ist, welche parallel den Rändern der Bogenwurzeln nach vorn gezogen werden. Er erhält dadurch wie auch Albert (letzterer in etwas modificirter Weise) eine Theilung des Wirbels in eine concavseitige grosse und eine convexseitige kleinere Hälfte.

In seiner letzten Arbeit über Skoliose hat Nicoladoni[3]) auch eine solche Theilung als richtig anerkannt, nur ergiebt sich für ihn dieselbe an der kindlichen Wirbelsäule in der Weise, dass er mit Hilfe der Verbindungslinie in der Mitte der knorpeligen Bogenepiphysen und der beiden processus transversi, resp. processus articulares ein Trapez bezw. am skoliotischen Wirbel ein Trapezoid construirt, auf dessen erstgenannter Seite (d. h. der, welche durch die Verbindungslinie der Bogenepiphysen hergestellt wird) er eine Senkrechte errichtet, welche er als sagittale Wirbelachse in Anspruch nimmt. Seine Voraussetzung dabei ist, dass jene Richtung der Verbindungslinie der processus transversi, welche er als segmentum interarticulare bezeichnet, bei den frühen Stadien der kindlichen Skoliose sich noch mit der des normalen Wirbels deckt. Dass dies aber nicht immer streng der Fall ist, wurde bereits betont. Noch eine andere Art der Segmentirung hat Herth[4]) in einer Arbeit gegeben, mit Hilfe einer ausserordentlich umständlichen Methode. Die Beschreibung derselben ist aber so wenig übersichtlich, und seine Beweisgründe sind so wenig überzeugend, dass ich der Herth'schen Auffassung wirklichen Werth beizumessen nicht vermag.

Ganz neuerdings[5]) macht E. Albert auf ein natürliches und angeblich an allen Wirbeln deutlich erkennbares „Vorne" aufmerksam, welches für die Brustwirbel in der sogenannten „Dreieckspitze" gegeben sei (s. l. c.) resp. bei skoliotischen Wirbeln in der Mitte der Verbindungslinie zwischen Dreieckspitze der oberen und unteren Basalfläche.

Hiergegen muss ich allerdings einwenden, dass dieses „Vorne" doch nicht an allen skoliotischen Wirbeln so ohne weiteres erkennbar ist, und z. B. an dem in Abbildung 11 gegebenen Wirbel kaum mit Sicherheit bestimmt werden dürfte.

---

1) A. Lorenz, Pathologie und Therapie der seitlichen Rückgratsverkrümmungen. Wien 1886.
2) Albert, Theorie der Skoliose. Wien 1890.
3) Nicoladoni, Die Architektur der kindlichen Skoliose. Wien 1894.
4) Herth, Zur pathologischen Anatomie und Mechanik der Torsionsskoliose. Zeitschrift für orthopädische Chirurgie, I. Band, 2. Heft 1891.
5) E. Albert, Weitere Beiträge zur Anatomie der Skoliose. Wiener klinische Rundschau 1895, No. 48 u. 49.

Jedenfalls glaube ich, dass wohl keine der vorgeschlagenen Theilungslinien Anspruch auf alleinige und absolut einwandsfreie Richtigkeit erheben kann. Das Wichtigste ist aber, dass aus der Art und Weise, wie Lorenz, Albert und Nicoladoni den Wirbel theilen, erhebliche principielle Unterschiede nicht erwachsen und mit vollkommener Klarheit die bestehende Asymmetrie der beiden Hälften eines skoliotischen Wirbels hervorgeht.

Die weitere Frage ist nun: wie soll man sich dieselbe entstanden denken? Durch vermindertes oder vermehrtes Wachsthum der convex- oder der concavseitigen Wirbelhälfte, und welches sind die Momente, welche diesem Unterschiede des Wachsthums ursächlich zu Grunde liegen?

Was zunächst die erstere der beiden Fragen betrifft, so war Nicoladoni früher der Ansicht, es handle sich um vermehrtes Wachsthum der convexseitigen Wirbelhälfte. Den unwiderleglichen Einwänden berufener Forscher, vor allem Albert's, hat er sich indessen gefügt und giebt in seiner neuesten Arbeit ebenfalls zu, dass Zeichen für eine — gegenüber der eines normalen Wirbels — gesteigerte Wachsthumsenergie der convexseitigen Hälfte keinerlei Anhaltepunkte vorliegen.

Er neigt sich vielmehr der Ansicht Albert's zu, dass das Höhenwachsthum der concaven Seite verringert, aber das Flächenwachsthum derselben in diagonaler Richtung ein ausgedehnteres sei und daher die Verlängerung der concavseitigen Bogenwurzel resultire. Als optischer Ausdruck des letzteren Umstandes erscheine die mehr convexseitige Lage des Wirbelkörpers.

Es muss zugegeben werden, dass diese Auffassung der beiden genannten Autoren, so weit wenigstens jetzt das anatomische Material vorliegt und bearbeitet worden ist, den Stempel der grössten Wahrscheinlichkeit trägt. Die Stellungsabweichung der processus transversi hängt mit der veränderten Stellung der Bogenwurzeln und Wirbelkörper zusammen. Letztere wiederum hat ihrerseits durch entsprechende Abänderung der Lage der Rippenköpfchen-Insertionsflächen eine Aenderung der Stellung und Wachsthumsrichtung der Epiphysen der Rippenköpfchen zur Folge, deren Ausdruck der verschiedene Krümmungsverlauf der vertebralen Rippenpartieen ist.

Was den oben angedeuteten zweiten Gesichtspunkt anbetrifft: welches sind die ursächlichen Momente für das abgeänderte Wirbelwachsthum, so wird derselbe in dem Capitel über Aetiologie eingehend zu besprechen sein. Es sei nur gleich hier erwähnt, dass die Folgerung des Einflusses der veränderten Statik des Körpers, resp. der Wirbelsäule auf das Knochenmark, wie sie Nicoladoni in seiner letzterwähnten Arbeit ausführlich bespricht, den Anspruch einer beweiskräftigen und über den Rahmen einer geistvollen Hypothese hinausgehenden Ansicht nicht beanspruchen kann. Derselbe äussert sich l. c. pag. 23 folgendermassen: „...... Mit anderen Worten, die skoliotische Gestaltveränderung wäre eine Ummodelung des einseitig übermässig belasteten Wirbels. Diese Ummodelung kann dann nur hervorgerufen sein einerseits durch Pressung des Wirbelknochens an der concaven belasteten und andererseits durch Blähung an der convexen druckfreien Seite der einmal eingeleiteten Krümmung. Der Gedanke der Ummodelung zwingt aber nothwendiger Weise in dem Zustandekommen der Difformitäten an der Wirbelsäule auf einen Bestandtheil des Knochens Rücksicht zu nehmen, der in seinem untrennbaren Zusammenhange mit diesem bisher immer vernachlässigt wurde, nämlich das Knochenmark.

Wir sind durch die Idee der Ummodelung der Wirbelgestalt genöthigt, dem Knochenmarke die Rolle eines halbflüssigen Körpers zuzuschreiben, der den auf ihn einseitig ausgeübten Druck nach allen Richtungen hin fortzupflanzen im Stande ist. — ...... Aus den engmaschigen Markräumen erkennen wir, welche Wirbeltheile bei der Skoliose der Pressung ausgesetzt sind. Nach den Veränderungen an den concavseitigen Gelenkfortsätzen beginnt die Pressung an der Spitze dieser Knochentheile, erstreckt sich von da über die concavseitige Bogenwurzel in die concave Hälfte des Körpers hinein.

Diese Pressung verengert die Maschenräume der Spongiosa durch einen sehr allmählich sich abwickelnden Vorgang, dessen subtile Aufdeckung mikroskopisch gelingen muss, in Folge welchen Vorganges das Mark aus den Spongiosalücken auszuweichen genöthigt ist. Dieser Vorgang spielt sich ab bis zur Grenze der druckfreien convexseitigen Wirbelhälfte, in diese hinein pflanzt sich der von der concaven Seite her ausgeübte Druck, welcher dort concentrisch gewirkt hat, fort, um an der convexen Hälfte durch Vermittelung des ausweichenden Markes excentrisch von innen her sich geltend zu machen, und in Ausweitung und Vergrösserung der Markräume, Dehnung und Verdünnung der Knochenleisten, d. i. in Blähung des ganzen Knochengefüges der convexen Körperseite sich zu äussern."

Es sei hier gleich noch einer Methode Erwähnung gethan, welche wiederholt zur Erklärung des Entstehens der kindlichen Skoliose versucht worden ist und auch wieder von Herth — ohne dass er indess selbst eine Bereicherung des Materials hinzufügte — als Erfolg versprechend erwähnt wird: der des Leichenexperiments.

Es muss jedoch wohl schlechthin gesagt werden, dass dieser Weg bisher noch gar nichts geleistet hat[1]) und auch gar keine Aussicht ist, auf diesem Wege positive Resultate für diese vorliegende Fragestellung zu gewinnen.

---

1) Auch die Versuche Benno Schmidt's sind längst als nicht beweiskräftig erwiesen worden.

Die Verhältnisse an, für solche Experimente nothwendiger Weise von ihren Weichtheilen, mindestens ihren Muskeln, frei zu präparirenden Wirbelsäulen liegen so grundverschieden von denen, wie sie am lebenden Körper mit seinem dem Innervationstonus unterworfenen Muskel- und Bandapparat sich finden, dass sie kaum mit einander in Beziehung gebracht werden können.

b. Veränderungen der Rippen und des Sternum.

Die Veränderungen, welche die Rippen bei einer ausgesprochenen höhergradigen Skoliose erleiden, sind zweierlei Art: einmal erleiden sie Veränderungen ihrer Stellung, sowohl im Verhältniss zu ihrem zugehörigen Wirbelkörper, wie zu sich unter einander, und zweitens ihrer Form selbst.

Was die ersteren betrifft, so ist im Allgemeinen der Satz richtig, dass die Rippen auf der convexen Seite einer ausgesprochenen Krümmung im Verhältniss zu ihrer normalen Lage etwas gesenkt, an der concaven Seite etwas gehoben erscheinen, ein Eindruck, den man vor allen Dingen an den hinteren, d. h. dorsalen Theilen der Rippen erhält. Dieses Verhalten erfährt jedoch auch Ausnahmen und gewisse Abweichungen von dem oben angegebenen Grundtypus. Es können die schon zu ausgesprochenen skoliotischen Wirbeln gehörigen Rippen auch bei einer einseitig dorsalen Hauptkrümmung im oberen Segment derselben noch horizontal, sogar eine Spur erhoben erscheinen, wie dies z. B. an dem Skelett, welches von uns der Beschreibung der Skoliose der Eewachsenen zu Grunde gelegt wurde, der Fall ist.

Für dorsale Doppelkrümmungen ist ferner, wie Lorenz sehr klar und richtig ausgesprochen hat, die allgemeine Regel, „dass bei Doppelkrümmung des Brustsegments die Rippen auf Seite der Convexität der Hauptkrümmung sich mit Bezug auf den Wirbelkörper in gesenkter Lage befinden; die Rippen der anderen Seite im mittleren und oberen Antheile der Wirbelsäule etwas erhoben, die untersten etwas gesenkt sind."

Sehr ausgeprägt kann der Unterschied zwischen dem mehr gesenkten Verlauf der convexseitigen und dem etwas mehr Gehobensein der concavseitigen Rippen schon an früh-kindlichen Skoliosen sein, wofür ebenfalls das von uns oben beschriebene kindliche Skelett einen sehr guten Beleg bildet.

Auch die zweite Art der skoliotischen Rippenveränderungen, die Abänderung ihrer normalen Krümmungsverhältnisse, tritt an der kindlichen Skoliose ausserordentlich charakteristisch hervor.

Wie schon Ende des vorigen Absatzes erwähnt, gewinnt man an einem skoliotischen Thoraxreif den Eindruck, als mache die dem Wirbelkörper anliegende Rippenwurzel, d. h. das Stück vom Rippenköpfchen bis zum tuberculum costae, mit dem Wirbelkörper die scheinbare Drehung mit, nur dass sie wie die convexe Bogenwurzel desselben etwas nach der concaven Seite zu abweicht und sich mehr sagittal stellt, wodurch dann eine schärfere Abknickung der Rippe auf der Höhe des Rippenwinkels nach vorn zu Statt hat.

Der Anfangstheil der convexseitigen Rippe ist — wie Lorenz sehr treffend sagt — seinem entsprechenden Wirbelkörper, wie „augewickelt". Das entgegengesetzte Verhalten hat auf der concaven Seite Statt. Die Rippenwurzel ist mehr frontalwärts gestellt und führt daher zu einem mehr gestreckten Verlauf der Rippenursprünge und entsprechend zu einer Abflachung des Rippenwinkels.

Diese stärkere Abknickung der convexseitigen Rippen bedingt bekanntlich je nach ihrem schärferen oder geringeren Ausgeprägtsein den mehr oder weniger ausgeprägten charakteristischen Rippenbuckel, welcher klinisch das wichtigste Symptom und kosmetisch das hauptsächlich deformirende Moment bildet.

Diesen hinteren Krümmungsänderungen entspricht eine Reihe zweiter, nur entgegengesetzter, vorn nach der Brustseite zu.

Um das Sternum zu erreichen, biegen hier die concavseitigen Rippen verhältnissmässig schärfer um, als die convexseitigen, welche in mehr gestrecktem diagonalen Verlauf nach vorn gegen das Sternum ziehen.

Es entsteht somit an der concaven Thoraxseite der sogenannte vordere Rippenwinkel, resp. Rippenbuckel.

Während nun das hintere Schlussstück des Thorax, resp. des einzelnen Thoraxringes, die Wirbelsäule, bez. der Wirbel, bei der Skoliose eine so typische und in hochgradigen Fällen auch hochgradig ausgeprägte Abänderung seiner Form und seiner Stellung erfährt, ist ein derartig typisches und entsprechendes Verhalten, an dem vorderen Stück des Thorax, dem Sternum, in den meisten Fällen nicht zu verzeichnen. Zwar zeigt in einer grossen Zahl ausgesprochener Skoliosen das Brustbein von oben nach unten genommen einen leicht schrägen Verlauf nach der Seite der Concavität (so in beiden von uns als Beispiele beschriebenen Fällen), doch kann es selbst bei hochgradigen Fällen, wenn es auch vielleicht etwas mit dem ganzen Thorax seitlich verschoben wird, durchaus in der normalen Richtung von oben nach unten verlaufen; fernerhin kann auch seine Spitze nach der convexen Seite hin leicht abgewichen sein.

In höchstgradigen Fällen kann nun die oben erwähnte Senkung der convexseitigen Rippen so weit gehen, dass es zur Druckatrophie der letzteren, zur Exostosenbildung und synostotischen Verschmelzung derselben unter einander kommt.

Was das Verhältniss des vorderen und hinteren Rippenbuckels zu einander betrifft, so macht es den Anschein, als ob in der Regel die Gestalt-

und Lageveränderungen der Rippen am frühesten und intensivsten an der hinteren Rippenwurzel ihren Ursprung nehmen und der hintere Rippenwinkel zuerst am schärfsten ausgebildet erscheint. Derselbe kann schon hochgradig entwickelt sein, während die Rippen in ihrem vorderen Verlaufe beiderseits annähernd noch die gleichen Krümmungsverhältnisse zeigen.

Was auf Grund der eben beschriebenen Verhältnisse die Configuration und die Raumverhältnisse des Thorax als Ganzes betrachtet, betrifft, so erinnere ich nur an die bekannten Thatsachen, dass der Horizontalschnitt des skoliotischen Thorax nicht mehr ein Ovoid, sondern ein Ellipsoid darstellt, dessen grosse Achse bei rechts convexer Krümmung durch den von rechts hinten nach links vorn gelegten Diagonaldurchmesser bezeichnet ist, während bei links convexer Krümmung die grosse Achse durch den entgegengesetzten linken Diagonaldurchmesser gegeben wird.

Die Krümmungs- und Stellungsverhältnisse der Rippen sind ferner grundbedingend für die **Stellung der Schulterblätter**, welche diagnostisch so ausserordentlich wichtig ist. Bei einer z. B. rechts convexen Dorsalskoliose steht das linke Schulterblatt, entsprechend dem mehr frontalen Verlauf der concavseitigen Rippen, mehr frontal. Seine untere Spitze ist der Dornfortsatzlinie mehr geneigt; seine Contouren erscheinen undeutlich. Das rechte Schulterblatt steht mehr sagittal auf seiner erhöhten Unterlage, etwas entfernter von der Dornfortsatzlinie und weist scharfe Contouren auf. Dieses Hervortreten des Schulterblattes kennzeichnet sich als die sogenannte „hohe Schulter".

c. Verhalten des Beckens.

Im Allgemeinen ist zu sagen, dass selbst bei hochgradigen Skoliosen die Anomalien des Beckens weit hinter denen des Thorax zurückbleiben, dass aber bei allen Skoliosen, welche mit einer hochgradig ausgebildeten Lendenskoliose verbunden sind, ein gewisser Grad von Deformität des Beckens stets vorhanden ist. Bei denjenigen Formen, welche man zu den sogenannten „habituellen" zu zählen pflegt, ist diese Difformität des Beckens vorzugsweise gekennzeichnet durch eine leichte Asymmetrie der beiden Beckenhälften, ein Schiefsein des Beckens.

Ganz anders liegen dagegen die Verhältnisse bei den schweren „constitutionellen" und ausgesprochen rhachitischen Skoliosen, bei denen die hochgradigsten Asymmetrien und Veränderungen des Beckens vorkommen können, wie sie in ihren ausgebildeten Stadien vor allen Dingen in den Lehrbüchern der Geburtshilfe eingehend abgehandelt werden.

Die vorerwähnten Asymmetrien des Beckens bei den leichten Formen kommen dadurch zu Stande, dass entgegengesetzt der vorhandenen Lendenskoliose das Kreuzbein sich ebenfalls skoliotisch verbiegt, bei einer rechtsseitigen Lendenskoliose also nach links (Abb. 19). Vorzugsweise sind es

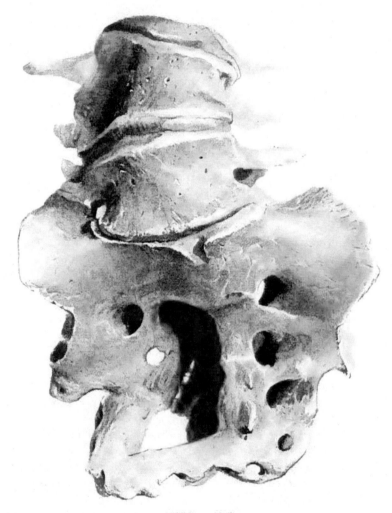

Abbildung 12.[1])

die seitlichen Abweichungssymptome, d. h. Höhererscheinen der Kreuzbeinwirbel auf der convexen, Niedrigererscheinen auf der concaven Seite, welche die Skoliose des Kreuzbeins kennzeichnet.

---

[1]) Leider ist das sehr instruktive Präparat in seinem untersten Wirbelkörpertheil defekt. Ausserdem zeigt es interessante Abnormität, auf die hier nicht einzugehen ist.

Ganz fehlen jedoch, vor allen Dingen nicht an den ersten Kreuzbeinwirbeln, auch nicht die sogenannten Torsionssymptome. Dieselben bestehen darin, dass die Kreuzbeinwirbel mit ihren Vorderflächen etwas mehr convexseitig gestellt und die convexseitigen Kreuzbeinflügel etwas nach hinten, die concavseitigen etwas nach vorn gerückt erscheinen. Ich kann in dem Punkte Lorenz nicht vollständig Recht geben, wenn er sagt, dass am skoliotischen Kreuzbeine keinerlei Knochenveränderungen angedeutet wären, welche mit den Torsionsveränderungen der Brust- und Lendenwirbel irgend welche Analogie zeigen.

Das skoliotische Becken erscheint schief gestellt, d. h. mit seinem Beckeneingang etwas nach der Seite der Convexität des Kreuzbeins hin verzogen.

Dem entsprechend erscheint z. B. bei links convexer Lumbalskoliose der linke Diagonaldurchmesser, d. h. der von der linksseitigen symphysis sacroiliaca aus gezogene, verlängert, der rechte verkürzt.

Die Diagonaldurchmesser des Thorax und Beckens bei einer z. B. rechtsseitigen Dorsal- und linksseitigen Lumbalkrümmung verhalten sich demnach in ihren Längen umgekehrt zu einander.

d. Veränderungen der Bänder und Muskeln.

Das Verhalten der Bänder ist von Nicoladoni und Lorenz eingehend dargestellt worden. Dieselben haben zuerst klar dargelegt, dass das hintere Längsband so gut wie keine Veränderungen seiner Gestalt erleidet. Es hat allerdings an dem seitlich abgewichenen Wirbel seine Lage insofern verändert, als es nicht mehr in der Mitte der hinteren Wirbelkörperfläche liegt, sondern mehr convexseitig verschoben erscheint. Das vordere Längsband ist dagegen deutlich asymmetrisch gestaltet und zwar an der concaven Seite verdickt, an der convexen Seite verdünnt.

Dieses Verhalten erklärt sich nach Lorenz aus einer Subluxation des Bandes nach der concaven Seite zu und Verkürzung der concavseitigen Faserpartien.

Die übrigen Bänder der Wirbelsäule und Rippen erleiden je nach Gestalt und Lageveränderung ihrer knöchernen Ursprungsstellen ebenfalls Veränderungen ihrer Länge, Lage und Dicke.

Was die Rückenmusculatur anbetrifft, so sind irgend welche Anhaltepunkte dafür, dass etwa bei beginnenden Skoliosen einseitige primäre Ernährungsanomalieen,[1] seien sie dystrophischer, atrophischer oder hypertrophischer

---

[1] In dem Kapitel über Aetiologie werden wir sehen, dass allerdings die allgemeine Schlaffheit und der allgemein schlechte Ernährungszustand der Musculatur, entsprechend der schlechten Allgemeinernährung eines jungen Individuums, von ausserordentlicher Wichtigkeit für das Entstehen habitueller skoliotischer Körperhaltung ist.

Art, vorhanden wären — und, wie M. Eulenburg meinte, etwa durch einseitige Atrophie und dem zufolge anderseitige Contractur ein aetiologisches Moment der sogenannten habituellen Skoliose abgäben — durchaus nicht vorhanden.

Mit der Zunahme von in der Entwickelung begriffenen Skoliosen erleiden allerdings die einzelnen Muskelzüge und Muskelpartieen der Rückelmusculatur, zufolge von Dehnung an den convexen Partieen, Contractur und Inactivität an den concaven Partieen Veränderungen ihres Ernährungszustandes und ihrer anatomischen Beschaffenheit. Nach Virchow, Eulenburg, Dittel verdünnen sich mit der Zeit die gedehnten convexseitigen Muskeln und zeigen eine Dystrophie, vor allen Dingen eine Verfettung ihrer Muskelelemente.

Auch die Lage der langen Rückenmuskeln erleidet bei hochgradigen Skoliosen eine Abänderung in der Weise, dass die concavseitigen Muskelzüge der Ausbiegung des Wirbelbogens nicht congruent nachgeben, sondern mehr in der Sehne desselben verlaufen und die convexseitigen ebenfalls sich mehr nach der Seite der Concavität zu lagern, ja sogar bis über die Spitzen der Dornfortsätze zu concavwärts treten können (Lorenz).

e. Veränderungen der inneren Organe sowie des situs viscerum bei Skoliose.

Es ist von vornherein selbstverständlich, dass bei hochgradigen Skoliosen die entsprechend hochgradige Missgestaltung des knöchernen Rumpfes und vor allen Dingen des Thorax nicht ohne Einfluss in erster Linie auf die innerhalb des letzteren gelagerten Organe, in weiterer Beziehung aber auch auf die Organe der Bauchhöhle bleiben kann.

Am directesten in seiner Gestalt und seinem Volumen muss derjenige Lungentheil, welcher in der Thoraxhälfte der Convexität der Rückenkrümmung gelegen ist, beeinträchtigt sein. Zufolge der Verkleinerung des Innenraums der betreffenden Thoraxhälfte, der verminderten respiratorischen Thätigkeit der einander genäherten Rippen, eventuell deren vollständigen Unbeweglichkeit, muss die Respirationsfähigkeit, wie überhaupt die Wachsthumsentfaltung, der entsprechenden Lunge leiden; ganze Particeen derselben können atelektatisch werden. Die Folge davon ist Insufficienz der Atmung. Die behinderte Excursionsfähigkeit des Thorax, dem entsprechend der Lungen, und vor allen Dingen der convexseitig gelegenen Lunge, führt zu Stauungen im Lungenkreislaufe.

Ein constanter Befund bei hochgradigen Skoliosen ist dem zufolge Hypertrophie des rechten Herzens.

Die weiterhin in den Lungen beeinträchtigte Oxydation des Blutes führt nun ihrerseits zur mangelhaften Ernährung des Herzens und diese wieder zur mangelhafteren Ernährung der Körperorgane.

May giebt in seiner Arbeit „Zum situs viscerum bei Skoliose"[1]) eine kleine Tabelle, welche er aus Sectionsprotokollen des Münchener pathologischen Instituts zusammengestellt hat, an der er zeigt, dass die Organe hochgradig Skoliotischer, ausgenommen das Herz, in ihren Gewichten stets hinter denen normaler Individuen zurückbleiben. Gemessen wurden Lunge, Leber, Herz und Nieren.

Ueber den situs viscerum einer Skoliose existirten meines Wissens bisher keine topographisch-anatomischen Untersuchungen und ist May der Erste, welcher an der Hand von Gefrierdurchschnitten zweier ausgebildeter Skoliosen von Erwachsenen diese Verhältnisse näher zu illustrieren sucht.

Aus den erbrachten Bildern ergiebt sich, wie May auch selbst hervorhebt, natürlich nicht etwa ein bestimmter Typus für die Lage der Organe bei Skoliose, sondern zeigt sich nur, wie sehr die inneren Organe und zwar in erster Linie Lunge und Leber, sich den veränderten Raumverhältnissen innerhalb des Thorax anzupassen suchen und fähig sind.

Betreffs des Oesophagus ist noch zu erwähnen, dass derselbe, wenn auch nicht constant, so doch entschieden in einem Theil der Fälle den Krümmungen der Wirbelsäule folgt,[2]) während die Brustaorta regelmässig den Verlauf der Wirbelsäule theilt.

In vollkommenster Weise adaptirt sich, auch in den hochgradigsten Fällen rhachitischer und sogenannter constitutioneller Skoliosen das Rückenmark dem veränderten Verhalten der Wirbelsäule. Es sind in der Literatur keine spinalen Störungen auf dem Boden echter Skoliosen beschrieben.

Die geschilderten Thatsachen stehen durchaus in Einklang mit der allgemeinen Erfahrung, dass schwer Skoliotische, sofern nicht anderweite, intercurrente Krankheiten eintreten, vorwiegend an Lungenaffectionen (zum grössten Theil an Lungentuberculose) oder, falls solche sich nicht einstellen, an Herzermüdung zu Grunde gehen.

Ein diesbezügliche Statistik Neidert's[3]) bestätigt diese Beobachtung. Nochmals mag ausdrücklich erwähnt werden, dass leichte Grade von Skoliose directe gesundheitsschädigende Wirkungen nicht zur Folge haben.

---

1) Deutsches Archiv für klin. Medicin. Band L.
2) von Hacker, Zur Kenntniss des Einflusses der Krümmungen der Wirbelsäule auf die Weite und den Verlauf des Oesophagus. Wiener medicin. Wochenschrift 1887, No. 46.
3) Ueber die Todesursachen bei Deformitäten der Wirbelsäule. Dissertation. München 1886.

Aetiologie.

Für die normale Haltung der Wirbelsäule sind, normale Beschaffenheit ihrer Wirbelcomponenten vorausgesetzt, causale Bedingungen:
1. normale Stellung des Beckens,
2. normale Beschaffenheit der Bänder und normaler Innervationstonus der Musculatur.

Sind diese beiden Hauptbedingungen gleichzeitig erfüllt, so wirkt die Schwerkraft auf die Stellung der Wirbelsäule im Sinne der Erzeugung einer Configuration, welche wir eben als die „normale" bezeichnen.

Wenn hingegen einer der genannten Factoren eine Veränderung erleidet, das heisst z. B. das Becken eine Aenderung seiner normalen Stellung, und zwar speciell eine Schiefstellung, erfährt, oder eine myo- resp. neurogene Parese einseitiger Muskelgruppen eintritt, resp. ein Erschlaffen der Stammmusculatur in toto vorliegt, so wird die Stellung der Wirbelsäule, sowohl der Wirbelsäule im Ganzen, wie der einzelnen Wirbel- und Wirbelsäulenabschnitte, je nach den ursächlichen Umständen verschieden, eine Veränderung erfahren. —

Die Wirbelsäule, als der Träger des Rumpfes, welcher beim Menschen naturgemäss die aufrechte Haltung unter allen Umständen in möglichst vollkommener Weise einzuhalten bestrebt ist, erfährt jetzt durch die Schwerkraft eine veränderte Beeinflussung. Sie erleidet eine Veränderung ihres Verlaufes auf Grund einer Aenderung der Stellung ihrer Wirbel zu einander, welche bei Ausschaltung des Muskeltonus bis an die Grenze der durch die Configuration der Wirbel, Zwischenbandscheiben und Rippen gegebenen Möglichkeit einer Stellungsabweichung gehen kann.

Abgesehen von den beiden oben genannten ursächlichen Momenten, welche ausserhalb der Wirbelsäule selbst gelegen sind, führen nun fernerhin innere Veränderungen der Wirbel und deren Knochenwachsthumsverhältnisse dazu, dass die Schwerkraft andere Bedingungen für ihr Einwirken auf die Wirbelsäule erfährt und pathologische

Krümmungsverhältnisse der letzteren erzeugt (z. B. bei Rhachitis und deren verwandten Processen, Osteomalacie, Ostitis und Periostitis).

Von den vorgenannten Gesichtspunkten aus betrachtet, ist also nahezu jede Art von pathologischer Wirbelsäulenverkrümmung eine Belastungsdifformität und eine Ausnahme[1]) hiervon machen nur die seltenen Formen narbiger Skoliosen, wozu auch die empyematischen zu rechnen sind, welche primär durch directen Zug der Weichtheile entgegengesetzt convexe Ausbiegungen der Wirbelsäule zur Folge haben.

Zufolge des Vorgesagten halte ich es daher nicht für richtig, im causalen Sinne unter dem Begriff Belastungsdifformitäten nur jene drei Formen der Skoliose: die rhachitische, habituelle und statische, wie dies auf die Autorität von Hueter und Volkmann hin allgemein gebräuchlich ist, zu verstehen.

Die Folgen allerdings, welche die Belastung an der knöchernen Wirbelsäule und der Structur derselben bedingt, sind durchaus verschieden bei den einzelnen Formen seitlicher Rückgratsverkrümmungen, welche wir klinisch zu unterscheiden uns gewöhnt haben.

Ueberall da, wo bei normal anzunehmenden Knochenstructur- und Wachsthumsverhältnissen auf Grund von ausserhalb der Wirbelsäule gelegenen Momenten (z. B. eben primärer Schiefstellung des Beckens, neuro- oder myogenen pathologischen Zuständen des Muskelbandapparats oder einfacher Atonie der Rückenmuskeln) seitliche Abweichungen der Wirbelsäule hervorgehen, sind die entstehenden pathologisch-anatomischen Veränderungen der Wirbelsäule und des Thorax niemals auch nur annähernd die gleich charakteristischen und gleich hochgradigen, wie sie bei denjenigen Skoliosen vorkommen, bei denen eine Abnormität der Knochenstructur- und Wachsthumsverhältnisse zu Grunde liegt, d. h. vor Allem bei den rhachitischen und constitutionellen.

Was ich unter dem Begriffe „constitutionelle Skoliose" verstehe, wird im Nachstehenden ausführlich dargelegt werden.

Es sei nur hier erwähnt, dass ich aus klinischen Gründen es für berechtigt oder vielmehr unumgänglich nothwendig halte, den Begriff der sogenannten „habituellen Skoliose" auf Grund strengerer Scheidung der Fälle als bisherigen Gattungsbegriff zu verlassen und eine „habituelle Skoliose" im strengen Sinne von einer „constitutionellen Skoliose" zu unterscheiden.

---

1) Auch die Formen von sogenannter Scoliosis ischiatica gehören unter die erste Rubrik, Punkt 2.

Die letztere allerdings muss man wiederum in zwei Gruppen trennen: jene, welche vorläufig nicht näher bekannte und zu specifisirende, allgemeine Störungen des Gesammtstoffwechsels zu prädisponirenden Grundlagen hat, und jene, bei welcher bestimmte charakteristische Veränderungen am Knochensysteme im Vordergrunde der klinischen Symptome stehen und als primäre ätiologische Momente anzusehen sind.

In Analogie der Eintheilung der Anämieen in secundäre constitutionelle (z. B. Anämieen in Folge mangelhafter Ernährung, ungesunder Lebensweise u. s. w.) und primäre specielle Formen (Chlorose, perniciöse Anämie u. s. w.) kann man die erstere Form der Skoliose bezeichnen als „secundäre constitutionelle Form", oder „constitutionelle" kurzweg, die letztere als „primäre rhachitisch-constitutionelle" oder „rhachitische" schlechtbin.

Unter Einführung dieser beiden Begriffe, im Uebrigen aber im Einklang mit der bisherigen Classification, kann man folgende Eintheilung der seitlichen Rückgratsverkrümmungen geben:

1. habituelle (im strengen Sinne des Wortes),
2. secundäre constitutionelle oder constitutionelle kurzweg,[1])
3. rhachitisch-constitutionelle oder einfach rhachitische,
4. statische (im engen Sinne des Wortes),
5. angeborene,
6. narbige (einschliesslich der empyematischen),
7. neurogene (paralytische und hysterische),
8. neuro-musculäre.

Für die Aufgabe der vorliegenden Arbeit kann nur die ausführliche Besprechung der ersten vier Arten, welche die Haupttypen der kindlichen Skoliose repräsentiren, in Betracht kommen.

Es sind dies diejenigen Formen, welche jene pathologisch-anatomischen Bilder liefern, welche man unter dem Begriff der Skoliose κατ' ἐξοχήν zu verstehen pflegt; diejenigen Formen, welche für die Erklärung der Entstehung jener anatomisch so charakteristischen Bilder in erster Linie in Betracht kommen, und welche klinisch und therapeutisch vom grössten praktischen Interesse sind.

Was diesen Formen gemeinsam charakteristisch ist, d. i., dass sie ausschliesslich im Kindes- resp. jugendlichen Alter zur Erscheinung und Ausbildung gelangen und dass sie, wie schon vorerwähnt, in den schweren

---

1) Diese Bezeichnung ist im Nachfolgenden durchweg beibehalten.

Fällen zu einer Veränderung der Configuration der Wirbelsäule und des Thorax führen, wie sie die anderen Formen ausnahmslos nicht erreichen.

Versuchen wir jetzt die klinisch ätiologischen Momente für diese Formen den Befunden, wie sie uns die pathologische Anatomie liefert, vergleichend an die Seite zu stellen und ein Bild von der Ursache und der Entstehung dieser häufigsten aller Formen zu gewinnen.

Nach der jetzt wohl allgemein geltenden Anschauung, welche zuerst von Roser und Volkmann klar definirt wurde, ist der Beginn einer Skoliose der vorgenannten Kategorien eine skoliotische Haltung.

Zwei hauptsächliche Typen derselben und ihre Variationen kommen in erster Linie hier in Betracht, und zwar der eine für das früheste, der andere für das schulpflichtige Alter der Kinder.

Der erste Typus ist derjenige, welcher durch das gewohnheitsmässige Tragen kleiner Kinder auf einem Arme und zwar vorwiegend derselben Seite hervorgerufen wird.

Die Beobachtung lehrt, dass Mütter und Kinderwärterinnen zumeist beim Tragen der Kinder nur einen Arm gewohnheitsmässig benutzen, ein Theil derselben so gut wie ausschliesslich den rechten, der andere den linken Arm.

Die Haltung des Kindes wird dabei analog einer solchen auf schiefem Sitz, indem die nach der tragenden Person zu gerichtete Hüfte fast ausnahmslos tiefer steht, als die lateralwärts gekehrte und die dadurch bedingte skoliotische Ausbiegung der Lenden- und unteren Brustwirbelsäule nach oben zu eine Fortsetzung dadurch erfährt, dass das Kind seinen, dem Arm der tragenden Person entgegengesetzten Arm auf die Schulter der letzteren aufzulegen pflegt, um sich instinctiv festzuklammern.

So kommt es zur linksseitig skoliotischen Haltung bei Kindern, welche auf dem rechten, zur rechtsseitigen bei Kindern, welche auf dem linken Arme getragen werden.

Die Form dieser skoliotischen Haltung pflegt zunächt die einer einseitigen Totalskoliose zu sein.

Im Verhältniss zu dem aber, wohl zufolge ärztlicher Hinweise auf die Zweckwidrigkeit des einseitigen, anhaltenden Tragens kleiner Kinder in Wort und Schrift, entschieden in den letzten Jahrzehnten seltener gewordenen Typus steht der andere, die späteren Kinderjahre betreffende, um so mehr und um so durchgängiger im Vordergrund: nämlich die skoliotische Schreibhaltung der Kinder.

Schon von den älteren Autoren nicht unberücksichtigt gelassen, ist sie seit ihrer ausgezeichneten Charakterisirung durch R. von Volkmann der Gegenstand eingehendster Untersuchungen geworden.

Ich erinnere nur an die sorgfältigen Arbeiten von Schenk[1]), Staffel[2]), in neuester Zeit auch von Krug[3]) u. A.

Volkmann schildert eine der typischen Schreibstellungen des Kindes folgendermaassen: „Beim Schreiben liegt der rechte Vorderarm mit der Hand, welche die Feder führt, ganz auf dem Tische auf, während von der linken Oberextremität höchstens die Hand, zuweilen nur die Finger auf der Tischplatte aufruhen. Die rechte Schulter ist nach vorn geschoben, die linke zurückgenommen. Die vordere Fläche des Thorax steht schief zur Tischkante, aber die rechte Schulter steht in dieser Stellung auch etwas höher als die linke. Die Wirbelsäule biegt sich in der Dorsalgegend stärker nach rechts und zwar um so mehr, je mehr der Schreibende die Körperlast auf dem gestützten rechten Arm ruhen lässt. Besonders ungünstig ist es, wenn die Schulbank zu weit entfernt ist u. s. w."

Schenk fand bei seinen an zweihundert Schulkindern angestellten Untersuchungen zwei Arten von Schreibhaltung. Die häufigste ist die, bei welcher das Heft nach rechts liegt, die Grundstriche von rechts oben nach links unten verlaufen und der linke Vorderarm auf den Tisch gelegt wird.

Die zweite Art Schreibhaltung ist die, bei welcher die Kinder in verhältnissmässig aufrechter Körperhaltung den Oberkörper nach rechts verschieben und den rechten Arm vollständig auf den Tisch auflegen, während sie linkerseits fast nur die Hand auf den Tisch bringen. Dabei wird der Oberkörper, wie erwähnt, zwar nach rechts verschoben, aber nach links gedreht. Das Becken steht dagegen mehr rechts gedreht. Während die die erstere Schreibhaltung, entsprechend einer linksseitigen Totalskoliose, meist eine geringergradige Krümmung hervorruft und diese auch seltener zur Fixation gelangt, so zeigt die letztere Form, welche einer der häufigsten Skoliosenformen, der dorsal- rechts- und lumbal- linksseitigen Skoliose entspricht, gerade das entgegengesetzte Verhalten. Die Schlaffheit der Musculatur und deren leichtere Ermüdbarkeit bei allen schwächlichen und anämischen Kindern lässt die falschen statischen Verhältnisse nur um so mehr zur Wirkung gelangen.

Im Verhältniss zu der Schreibsitzhaltung sind alle anderen Stellungen, welche zu skoliotischen Abweichungen des Verlaufes der Wirbelsäule führen können, z. B. das gewohnheitsmässige Stehen auf einem Bein, die vorwiegende Benutzung des rechten Armes, das einseitige Tragen schwerer Schultaschen und Bücher u. s. w. weit weniger schwer ins Gewicht fallend.

---

1) F. Schenk, Zur Aetiologie der Skoliose etc. 1885.
2) F. Staffel, Zur Hygiene des Sitzens etc. Centralblatt für orthopäd. Chirurgie. 1885.
3) Krug, Ueber Rückgratsverkrümmungen der Schulkinder. Jahrb. für Kinderheilk. N. F. XXXVII.

Wie Lorenz sehr richtig hervorhebt, sind die im Stehen zu Stande kommenden skoliotischen Haltungen deshalb entschieden zum Erzeugen einer wirklichen Skoliose weniger schwerwiegend, weil nur bei sitzender Körperstellung und Beschäftigung der Rumpf stundenlang in ein und derselben typischen Lage erhalten werden kann.

Zunächst besteht also irgend welche Form der skoliotischen Haltung, bei welcher die Schwerkraft auf die Wirbelsäule in veränderter Weise wirkt und die Belastung der einzelnen Theile derselben ändert. Vorläufig ist diese blosse skoliotische Haltung vollkommen ausgleichbar. Wenn sie aber auf Grund der oben geschilderten Momente lange Zeit Tag für Tag gewohnheitsmässig eingenommen und auf Grund unbewusster Gewöhnung auch ausserhalb der durch die Beschäftigung gegebenen Ursache gewohnheitsmässig eingenommen wird, dann kann es auf Grund der veränderten Belastung der Wirbelsäule zu einer Veränderung der Wirbel kommen, welche ihrerseits zwangsweise die skoliotische Ausbiegung der Wirbelsäule, die Inflexion, verursacht.

Bei einer solchen skoliotischen Haltung erfahren die einzelnen Wirbel nicht mehr durchgehends in all' ihren Componenten und der Gesammtheit ihrer Berührungsflächen den gleichen Druck, sondern die concavseitigen Wirbelpartieen werden stärker belastet, während die convexseitigen eine verminderte Inanspruchnahme ihrer Tragkraft erfahren.

Das Verdienst, auf dieses Moment zuerst bestimmt hingewiesen zu haben, gebührt bekanntlich Roser und R. von Volkmann.

Diese veränderten statischen Verhältnisse treten nun an dem kindlichen, zum grössten Theil noch durch seine Epiphysenknorpel in seine einzelnen Componenten zerlegten, mitten in dem Process des Knochenwachsthums, d. h. der Bildung von osteoidem Gewebe und dessen Ossification, begriffenen Wirbel, in Action. Analog der Lehre von der „functionellen Anpassung" (Roux, Julius Wolff) reagirt der knorpelige und knöcherne Wirbel auf diese veränderten statischen Verhältnisse.

Zunächst erfolgt eine Compression der Zwischenwirbelscheiben auf der concaven Seite und der incompressible Kern erfährt eine Verschiebung in diagonaler Richtung nach vorn gegen die Convexität zu. Die starke Pressung setzt sich aber auf die Epiphysenfugen und die basalen Wirbelkörperflächen fort. Nichts spricht indess, wie R. von Volkmann und auch Lorenz dies in ihren Arbeiten ausgesprochen haben, für eine Wachsthumshemmung auf der concaven und eine Wachsthumsbeschleunigung auf der convexen Seite der Wirbel innerhalb deren Proliferationszonen, sondern die Verhältnisse liegen, wie Albert und vor Allem Nicoladoni zuletzt gezeigt haben, anders und zwar in Uebereinstimmung mit der Lehre der functionellen Anpassung.

Gerade auf der Seite der Concavität, d. h. der stärkeren Belastung, sind die deutlichsten Beweise für eine intensive Ossification und ein reges Wachsthum des Knochens vorhanden.

Nur macht es den Eindruck, als sei hier die Richtung dieses Wachsthums eine andere, und sei das Höhenwachsthum zu Gunsten des Flächenwachsthums beeinträchtigt.

Was erstere betrifft, so ist dieselbe nicht die gerade von hinten nach vorn, sondern diagonal von concaverseits hinten nach convexerseits vorn.

Allem Anschein nach bewirkt der Belastungsdruck bei der Inflexion der Wirbelsäule nicht eine rein seitliche Compression der concavseitigen Wirbelflächen, sondern eine Belastung der concav, aber mehr nach hinten zu gelegenen, seitlichen Theile der Wirbel. Es kommt somit nicht nur zur Inflexions-, sondern gleichzeitig zu einer gewissen Reclinationsstellung der Wirbel, wie Albert sich treffend ausgedrückt hat.

Unter dem Einflusse dieser veränderten Stellungs- und Belastungsverhältnisse erfährt nun die Flächenwachsthumsrichtung an den Bogenwurzelepiphysen der Wirbel eine Veränderung, und zwar lässt dieselbe, besonders auf der Seite der Concavität, eine ausgesprochene Richtung nach der convexen Seite zu erkennen. Allerdings erfährt dieselbe unter Umständen im weiteren Verlauf einer Skoliose, wenigstens für die concavseitige Wirbelhälfte, wieder eine Abänderung nach der concaven Seite zu (vgl. Abb. 12).

Diese Einflüsse der veränderten Belastung machen sich zuerst und am ausgesprochensten an der frei in's Körperinnere vorragenden Wirbelkörperreihe geltend (vgl. Seite 10), und finden in einem Gedrehterscheinen der Wirbelkörper um vertikale Achsen je nach der Seite der Convexitäten der Krümmungen zu ihren optischen Ausdruck. Das innere Knochengefüge aber passt sich den veränderten statischen Anforderungen möglichst an.

Zu dieser Auffassung, wie sie soeben entwickelt worden ist, drängen die im vorhergehenden Capitel beschriebenen pathologisch-anatomischen Befunde:

Das Comprimirterscheinen der Wirbel von convexseitig vorn aussen nach concavseitig innen hinten; die Verlängerung des concavseitigen Bogenwurzelstückes durch eine eingeschobene, sich convexerseits nicht vorfindende Knorpelplatte; die zufolge dieser Verlängerung mehr convexseitige Lagerung des knöchernen Wirbelkörpers; das deutliche Verschobensein des nucleus pulposus an frühkindlichen Wirbeln ebenfalls nach der convexen Seite; die engeren Maschen und dickeren Knochenbälkchen der Spongiosa concaverseits gegenüber den weiteren Maschen und dünneren Knochenbälkchen convexerseits.

Wie Volkmann, Albert und Nicoladoni sagen, hat man den Eindruck einer Asymmetrie oder auch einer gänzlichen Ummodelung des Wirbelwachsthums.

Dass indess auch eine gewisse Torsion des Gefüges der Knochenbälkchen, wenigstens unter bestimmten Verhältnissen und anscheinend in späteren Stadien des Processes besteht, lehren meine eigenen Untersuchungsbefunde. Nur stellt sich diese Torsion anders und durchaus nicht so einfach gesetzmässig dar, als Lorenz dies angegeben hat. Weitere Untersuchungen haben noch darüber Aufschluss zu verschaffen, ob und inwieweit diese Torsion constant ist und in welcher Weise sie sich bestimmten Gesetzen anzupassen pflegt. —

Ich glaube, dass man vorläufig auf Grund der vorliegenden Thatsachen sagen muss: die kindliche Skoliose ist eine Belastungsdifformität, deren pathologisches Bild sich entwickelt auf Grund einer Asymmetrie des Wirbelwachsthums, als deren eine Erscheinungsform auch eine gewisse Torsion des inneren Knochengefüges in Betracht kommt.

Wie freilich der innere Zusammenhang zwischen den veränderten statischen Verhältnissen und dem Entstehen der geschilderten Knochenwachsthumsanomalien ist, das ist vorläufig noch Gegenstand unbewiesener Vermuthungen. Dass die Hypothese von Wachsthumshemmung auf der belasteten Seite und Wachsthumssteigerung auf der entlasteten Seite mit den Thatsachen vollständig im Widerspruch steht, ist oben beleuchtet worden. Die Hypothese Nicoladoni's, dass der Druck des gepressten Markes den Anlass zu jener Asymmetrie gäbe[1]), ist geistvoll, aber die von ihm erbrachten manometrischen und anatomischen Beweise sind nicht voll beweiskräftig. —

Warum führen aber jene oben angeführten, so unendlich weit verbreiteten und häufig gegebenen habituellen Haltungen, wie überhaupt die von jedem Kind, wenn auch je nach der Individualität des einzelnen verschieden, unendlich häufig am Tage eingenommene schlaffe Haltung, die sogenannte „Ermüdungshaltung"[2]), bei welcher der Tonus der Musculatur zum grössten Theile ausgeschaltet und das Tragen der Wirbelsäule sich selbst nach Maassgabe ihrer natürlichen Hemmungswerkzeuge überlassen wird, nur bei einem relativ minimalen Bruchtheile zur wirklichen Skoliose?

Unter welchen Verhältnissen repräsentirt diese dann leichte Difformitäten

---

1) Vergl. pag. 34.
2) Vergl. Griesheim, Die Energetik des Nervensystems. Kräpelin, Ueber geistige Arbeit.

des Rückens, unter welchen jene ausgebildeten und zum Theil schweren klinischen Bilder? Die statistische Zusammenstellung meines, im Sinne auf die Klarlegung gerade dieser Punkte zu einer Untersuchungsreihe ausgearbeiteten Materials, das nach allen Seiten und vor allen Dingen nach der Seite der Anamnese hin so erschöpfend wie möglich behandelt wurde, zwingt mich dazu, voll und ganz die Ansicht derer zu theilen, welche für das Zustandekommen schwererer Skoliosen bestimmte, in den Verhältnissen des Organismus gegebene, accidentelle Factoren als unumgänglich nothwendig erachten.

Der hauptsächlichste und wichtigste derselben ist der der Plasticität der jugendlichen, im Wachsthum begriffenen Knochen. Wir haben in dem anatomischen Capitel auf die knorpeligen Symphysenverhältnisse, wie überhaupt die Entwickelungsverhältnisse der jugendlichen Wirbelsäule hingewiesen und auf die Wichtigkeit der knorpeligen Symphysen und des Verhältnisses von der Bildung osteoiden Gewebes und der Verkalkung desselben als Grundlagen für ein normales Knochenwachsthum aufmerksam gemacht. Wir kennen verschiedene Knochenwachsthumsstörungen, welche bestimmte pathologisch-anatomische Bilder liefern, und die bekannteste und weitverbreitetste derselben ist die sogenannte Rhachitis.

Abgesehen von diesen ausgesprochen pathologischen Formen ergiebt aber die klinische Beobachtung grosse Verschiedenheiten in den Knochenwachsthumsverhältnissen überhaupt, und zwar Verschiedenheiten je nach den einzelnen Individuen unter sich, wie auch nach einzelnen Altersstufen bei ein und demselben Individuum.

Die Dicke und Consistenz der Knochen, d. h. ihr Härtegrad, ist durchaus individuell verschieden; man findet bei gleichalterigen Individuen die Knochen nicht nur in ihren Längenverhältnissen, sondern gerade auch in ihren Dickenverhältnissen und dem Durchmesser der compacten Substanz durchaus verschieden.

Weiterhin geschieht bekanntlich das Längenwachsthum nicht durchweg bei einem jugendlichen Individuum immer in gleichmässiger Intensität, sondern es giebt Phasen langsameren und rascheren Knochenwachsthums.

Das „Emporschiessen" der Kinder, besonders in der Zeit der zweiten Dentition und dann wieder zur Zeit der Pubertät ist genugsam bekannt.

Die erste Zeit eines besonders raschen Längenwachsthums fällt in das erste und zweite Lebensjahr.

Die Anforderungen, welche in diesen Perioden an den Stoffwechselumsatz des Kindes und an die Fähigkeit, die zum Aufbau des Organismus im Allgemeinen, wie der einzelnen Organe und so auch der Knochen im besonderen, nothwendigen Stoffe aufzuspeichern, gestellt werden, sind ausserordentlich hohe.

Die klinische Erfahrung zwingt, wenn auch histologische und physiologisch-chemische Untersuchungen über die einzelnen einschlägigen Fragen bisher nur durchaus noch lückenhaftes Material an die Hand geben, dennoch zu dem Wahrscheinlichkeitsschlusse, dass accidentelle Schädlichkeiten, welche den jugendlichen, mitten in intensivem Wachsthum begriffenen Körper treffen, von schwerwiegendstem Einflusse nach den verschiedensten Richtungen hin sein müssen.

Zu diesen accidentellen Schädlichkeiten gehören in erster Linie jene, welche ungünstige Ernährungs-, wie überhaupt ungünstige hygienische Verhältnisse, geistige Ueberbürdung, und vor Allem auch schwere, erschöpfende Krankheiten mit sich bringen.

In welcher Weise der Körper in seinen verschiedenen Functionen und Organen bei jenen anämischen und allgemein schlaffen Kindern, welche in der Stadt und besonders aus den Reihen der Schulkinder so überaus häufig zur Begutachtung kommen, geschädigt ist, welche Momente es nach intensiven Gastrointestinalstörungen, nach schweren Masern, nach Keuchhusten und anderen Kinderkrankheiten sind, die zu jenen Zuständen von Anämie und allgemeiner Körperschwäche führen, welche im Anschluss an die genannten Krankheiten häufig auftreten, entzieht sich in ihren Details vorläufig unserem Wissen.

Unmöglich aber kann man sich vorstellen, dass z. B. bei hochgradiger Anämie nicht auch die Ernährung der Knochen, und bei ungenügender allgemeiner Ernährung des Körpers nicht auch die Zufuhr und Ablagerung der Kalksalze in den wachsenden Knochen eine Beeinflussung im ungünstigen Sinne erleiden sollten.

Eine verminderte Festigkeit der Knochen, oder anders gesagt eine erhöhte Plasticität derselben, muss aber gerade in der Zeit schwer ins Gewicht fallen, in welcher für den jugendlichen Körper anhaltende, fehlerhafte habituelle Haltungen, wie vor Allem, abgesehen von der ersten Zeit des Sitzens ganz kleiner Kinder, in der Schulzeit gegeben sind, in Betracht kommen.

Diese pathologische Plasticität der Knochen ist zuerst von Hueter und Volkmann, ferner aber auch von einer ganzen Reihe anderer Autoren als ätiologisch-prädisponirend für das Zustandekommen schwererer Skoliosen angesehen worden.

Lorenz und Hoffa vertreten denselben Standpunkt. Rupprecht definirte seine diesbezügliche Ansicht schärfer, wenn auch ohne die entsprechenden histologischen Beweise erbringen zu können, und behauptet, dass den sogenannten „habituellen" Skoliosen ebenfalls rhachitische Veränderungen des Knochenwachsthums zu Grunde lägen.

Meine eigenen Erfahrungen lassen mich folgenden Standpunkt einnehmen: Es giebt eine Gattung von Skoliosen derart, dass bei der anamnestischen wie klinischen Untersuchung nach vollständig normalen Kindern, bei welchen sich der Einfluss der oben bezeichneten constitutionell schädigenden Momente nicht nachweisen lässt, skoliotische Verbiegungen der Wirbelsäule auf Grund habituell eingenommener skoliotischer Haltungen auftreten. Es sind dies „habituelle Skoliosen" im engsten Sinne des Wortes.

Diese Formen sind aber ausnahmslos leichteren Grades und führen niemals zu den schweren Destructionen des Rumpfskelettes, welche wir bei denjenigen Formen finden, für die wir nicht nur den Einfluss einer falschen Belastung der ihren ganzen Ernährungs- und Ossificationsvorgängen nach normalen Wirbelsäule verantwortlich zu machen haben, sondern bei welchen wir noch anderweitige constitutionelle Factoren gegeben finden, welche sowohl für die allgemeinen Entwickelungs- und Ernährungsverhältnisse, wie auch für die Wachsthumsverhältnisse der Knochen als beeinflussend angesehen werden müssen, wenn uns auch ein genauerer Einblick in diese Relationen noch verschlossen ist.

Als Fingerzeige für die Beurtheilung der Fälle nach dieser Richtung sind folgende Momente zu beachten:

a) anamnestisch das Auftreten von Rückgratsverkrümmungen in frühjugendlichem Alter bei Kindern, welche während des Säuglingsalters schwere und wiederholte Gastrointestinalstörungen durchgemacht haben und in der Folgezeit sich anämisch und schwächlich zeigten, erhebliche Verzögerungen oder Störungen der Dentition aufwiesen, ohne etwa sonstige für Rhachitis charakteristische Knochensymptome zu zeigen, oder welche scrophulöse Erscheinungen (scrophulösen Habitus mit hartnäckigen Ekzemen, Drüsenschwellungen u. s. w., verbunden mit Störungen des Allgemeinbefindens) dargeboten haben.

Das Auftreten von Rückgratsverkrümmungen im Anschluss an durchgemachte schwere Kinderkrankheiten oder im Gefolge essentiell-anämischer Zustände, besonders auch von Chlorose im Zeitalter der Pubertät. Fernerhin kommen hier in Betracht ausgesprochen hereditäre Belastung und ausserdem besonders schwere Schädigungen, welche die Mütter solcher Individuen während der Gravidität betroffen haben.[1]

b) von objectiven Untersuchungsbefunden:

Bestehen eines ausgesprochen scrophulösen Habitus; allgemeine körperliche Dystrophie; Anämie; Vorhandensein hochgradiger Veränderungen und

---

[1] So ist in einem meiner Fälle die Geburt eines schwächlichen dystrophischen, aber keine für echte Rhachitis sprechenden Symptome darbietenden, früh skoliotisch werdenden Kindes durch eine Mutter erfolgt, welche im achten und neunten Monat der Gravidität schwersten Typhus durchmachte.

Defecte des Zahnschmelzes; Drüsenschwellungen; Erscheinungen von Seiten des Verdauungstractus, welche auf mangelhafte Assimilation deuten.

Ausgebildete Formen, besonders jene schwerer Kyphoskoliose, zeigen das bekannte charakteristische Bild: blasses und mageres Aussehen sowie durchweg gracilen Knochentypus, der besonders an den langen und schlanken Extremitäten hervortritt.

Ausser der vorgenannten ist noch eines constitutionellen Momentes Erwähnung zu thun, welches ich bisher, als ätiologisch in Betracht kommend, noch nirgends gewürdigt gefunden habe, welches aber für einzelne Fälle mir unzweifelhaft als ein constitutionell-prädisponirendes erscheint. Es ist eine abnorme Fettleibigkeit, besonders bei Mädchen innerhalb der Pubertätsjahre — und zwar befinden sich unter der Zahl meiner Fälle fünf derartige.

Der abnorme schwere Oberkörper bei diesen sonst blühend gesunden und kräftig erscheinenden Mädchen bedingt durch seine Last schlaffe Haltung und dadurch fehlerhafte Belastung der Wirbelsäule.

Ich gebe allerdings gern zu, dass man bezüglich der Auffassung dieser Fälle getheilter Meinung sein kann und diese ebenso gut mit unter die habituellen rechnen könnte, wenn schon ich den obigen Standpunkt unter Betonung des primären Momentes der Obesitas für den correcteren halte, wobei indess noch zu erwähnen ist, dass allerdings abnorme Plasticität des Knochens für diese Fälle nicht anzunehmen ist. Es sei ferner gleich hier betont, dass in praxi natürlich durchaus nicht immer die Möglichkeit vorliegt, und für leichte Fälle es zunächst auch unwesentlich sein kann, zu entscheiden, ob ein Fall mehr der constitutionellen Form zuzurechnen oder als rein habituell anzusehen ist. Wo aber Momente im oben erwähnten Sinne klar vorliegen, halte ich es für richtig, von einer „secundären, constitutionellen Skoliose" zu reden, besonders auch, um sich vor prognostischen Irrthümern zu schützen.

Eine solche Trennung ergiebt sich für mich mit überzeugender Wahrscheinlichkeit aus den Beobachtungen, welche ich mit besonders auf diese ätiologischen Punkte gerichtetem Augenmerk an dem Skoliosenmaterial anstellen konnte, welches mir vom Herbst 1893 bis zum Juli diesen Jahres zur Begutachtung, bezw. zur Behandlung, zuging. Von insgesammt 230 Fällen von Skoliosen waren, unter Zugrundelegen der vorgenannten Gesichtspunkte:

1) rein habituelle . . . . 89 = 38,7 %
2) constitutionelle . . . . 106 = 46,1 %
3) rhachitische . . . . 31 = 13,5 %
4) statische (durch Längendifferenz der Beine bedingt) . 2 = 1,11 %
5) anderweite . . . . 2 = 1,11 %

Es zeigt sich sonach, dass von meinen Fällen, welche bisher den „habituellen" zugezählt zu werden pflegten, weit über die Hälfte, sei es auf Grund der Anamnese, sei es auf Grund des klinischen Untersuchungsbefundes, das Vorgelegenhaben oder Vorliegen der vorgenannten constitutionellen Momente erkennen liess.

Der Angabe ihrer Entstehung nach, d. h. nach Maassgabe des Zeitpunktes geordnet, zu welchem die Angehörigen das „beginnende Schiefsein" bemerkt haben, vertheilen sich die Fälle folgendermaassen. Die Zeit der Entstehung[1]) fällt

	habituelle	constitutionelle
auf 1.— 5. Jahr bei	1	5
„ 5.—10. „ „	21	41
„ 10.—14. „ „	59	47
„ 14.—16. „ „	6	10
„ 16. und darüber bei	1	—
zweifelhaft bei	1	3
Sa.	89	106

Es zeigt sich aus der vorstehenden Tabelle, dass die überwiegende Zahl aller Fälle, sowohl der habituellen, wie auch der constitutionellen, in die Schuljahre der Kinder bis zum Eintreten der Pubertätszeit fällt, ferner aber auch, dass in der Zeit vom fünften bis zehnten Lebensjahre die constitutionellen Formen überwiegen.

Meine Statistik stimmt somit im Wesentlichen mit der anderer Autoren und besonders derjenigen M. Eulenburg's überein, welcher ebenfalls feststellte, dass die sogenannte „habituelle" Skoliose (im alten Sinne) mit überwiegender Häufigkeit in die Schuljahre (nach ihm ins siebente bis zehnte Lebensjahr) falle.

Ausnahmslos sind die unter der Rubrik der habituellen (im strengeren Sinne) Skoliosen inbegriffenen Fälle leichteren Grades, während alle die mit schweren Destructionen des Rumpfes einhergehenden Fälle zweifellos der zweiten Rubrik eingereiht werden mussten.

Ausser den im Vorhergehenden angeführten ätiologisch prädisponirenden Momenten für das Zustandekommen der seitlichen Verbiegungen der Wirbelsäule ist nun noch eines von den Autoren hervorgehoben worden. Es ist dies das mangelhafte Ausgebildetsein der antero-posterioren Krümmungen. Es ist auch betont worden, dass gerade dieses Moment mit dem der Heredität insofern in einiger Beziehung steht, als die Art der Rückenbildung,

---

1) Da diese Statistik sich nur auf die Angabe der Angehörigen stützen kann, so kann ihre Richtigkeit nur eine bedingte sein.

und zwar der hier besonders in Betracht kommende sogenannte flache Rücken, als erbliche Veranlagung beobachtet wird.

Was den Punkt der Heredität der skoliotischen Anlage überhaupt anbetrifft, so hat vor allen Dingen M. Eulenburg bei einer Statistik über 1000 Fälle ein erbliches Moment in etwa 25 %, nachweisen zu können geglaubt; einen gleichen Procentsatz giebt Hoffa an.

Gleich hohe Ziffern anderer Autoren sind mir nicht bekannt, wennschon von den meisten Autoren des wiederholten Vorkommens von Skoliosen innerhalb einer Familie und speciell auch der Skoliose von Vater oder Mutter eines wiederum skoliotischen Kindes gedacht wird.

Auch ich selbst habe wiederholt dieses anamnestische Moment verzeichnen können. Ich kann demselben indess im Verhältniss zu der übergrossen Zahl von Fällen, wo ein solches nicht vorliegt, und zu der häufig beobachteten Thatsache, dass ziemlich hochgradig skoliotische Mütter durchaus normal wachsende Kinder gebaren, kein allzu grosses Gewicht beilegen.

Von erheblich grösserer Wichtigkeit ist der zuletzt erwähnte Punkt: das Verhalten der antero-posterioren Krümmungen an sich und deren Vererbbarkeit.

Seitdem meines Wissens zuerst Schildbach und R. von Volkmann darauf aufmerksam gemacht haben, dass gerade der sogenannte flache Rücken bei Kindern mit Skoliose ausserordentlich häufig sei und anscheinend das Entstehen seitlicher Deviationen begünstigte, ist die Richtigkeit dieser Beobachtungen von den verschiedensten Seiten durchaus bestätigt worden.

Was die rhachitische Skoliose anbetrifft, so liegt für diese dasjenige prädisponirende Moment, welches wir trotz Mangels histologischer und histo-chemischer Beweisunterlagen für die constitutionellen Formen der Skoliose ebenfalls in erster Linie als zu Recht bestehend anzunehmen auf Grund der groben pathologisch-anatomischen und klinischen Befunde uns gezwungen sehen, seinen histologischen Structurverhältnissen nach als bekannt vor. Besonders die schönen Untersuchungen Pommer's[1]) aus neuerer Zeit haben uns über diese Verhältnisse Aufklärung gebracht.

Es ist die Kalkarmuth der Knochen und die dadurch bedingte abnorme Weichheit und Plasticität der Knochen, die bei der Rhachitis, wie an der Wirbelsäule, so überhaupt an den verschiedensten Theilen des Skelettes in der bekannt charakteristischen Weise hervortreten, und welche den Einfluss einer falschen Belastung der Wirbelsäule durch Difformität, und besonders skoliotische Verbiegung der letzteren, zum Ausdruck bringen.

---

1) Pommer, Untersuchungen über Osteomalacie und Rhachitis.

Die Constitutionskrankheit der Rhachitis aber hat ja die so charakteristischen Skelettveränderungen nur als einen Theil ihrer Symptome, und die schwere Schädigung, welche der Gesammtorganismus bei dieser Krankheit erleidet, äussert sich, wie bekannt, vor allen Dingen in Ernährungs- und Functionsstörungen der Musculatur und des digestiven Systems. Das schlecht genährte, anämische, schwache, rhachitische Kind unterliegt in sitzender und stehender Körperhaltung auf das Stärkste den Einflüssen der Belastung, welche speciell seine Wirbelsäule, wie überhaupt sein Rumpfskelett treffen.

Was die statische Skoliose im engsten Sinne betrifft, d. h. diejenige Skoliose, welche primär auf der Schiefstellung des Beckens, zufolge ungleicher Längenverhältnisse der unteren Extremitäten beruht, so ist deren Häufigkeit recht verschieden angegeben worden. Zum Beispiel haben Vogt[1]) und Sklifosowsky[2]), sowie Staffel[3]) relativ grosse Procentsätze dieses ätiologischen Momentes gegeben, während Lorenz unter 100 Fällen nur einmal eine echte Verkürzung des linken Beines um $1^1/_2$ cm constatiren konnte und ich selbst ebenfalls unter meinen 230 Fällen nur zweimal den gleichen Befund nachweisen konnte.

Zu dem von Heussner in neuester Zeit angegebenen Gesichtspunkte, dass $59^0/_0$ aller Skoliosen Anlage zu Plattfuss haben sollen, der aber meines Erachtens ätiologisch wohl kaum ins Gewicht fällt, kann ich nur sagen, dass ich diese Coincedenz der Symptome nicht systematisch verfolgt habe, dass ich aber jedenfalls die Erscheinung eines entzündlichen Plattfusses bei keiner meiner Skoliosen constatiren konnte.

Es bleibt nun noch übrig, das Vorkommen der Skoliose in ihrer Häufigkeit beim weiblichen und beim männlichen Geschlechte zu streifen.

Auch hierüber gehen die Angaben zum Theil aus einander, und es sind, um hierüber ein klares Urtheil zu gewinnen, nur ausgedehnte Untersuchungsreihen, wie sie nur bei der Untersuchung ganzer Schulen durchgeführt werden können, verwerthbar. Werthvoll sind in dieser Beziehung die Untersuchungen, welche Drachmann im Jahre 1884 in Dänemark und Krug in neuerer Zeit in Dresden angestellt haben. Ersterer fand unter 28125 Schulkindern $368 = 1^1/_3 ^0/_0$ skoliotisch.

Das Verhältniss von Knaben zu Mädchen war das $0,8^0/_0$ zu $2^0/_0$.

Nach Krug, welcher 1418 Kinder untersuchte, verhielten sich die Mädchen zu den Knaben wie $22,5^0/_0$ zu $26^0/_0$, also überwog hier der Procentsatz der Knaben.

---

1) Vogt, Moderne Orthopädie.
2) Sklifosowsky, Chirurg. Centralbl. 84, pag. 43, der in 21 Fällen 17 Mal Verlängerung des rechten Beines constatirte.
3) Staffel fand von 230 Skoliosen 62 Mal Verkürzung des linken Beines.

Von meinen 230 Kindern stellt sich das Verhältniss von Knaben zu Mädchen wie $31,3^0/_0$ zu $68,7^0/_0$. Das überwiegende zu Gesicht Kommen der Skoliose bei Mädchen wird aber von allen Beobachtern, welche als Specialisten ihr Material der Schätzung zu Grunde legten, übereinstimmend angegeben, und es erklärt sich das wohl aus zweierlei Gründen: einmal wird bei den Mädchen auf derartige Haltungs- und Schönheitsfehler mehr wie bei den Knaben geachtet, und zweitens überwiegen entschieden beim weiblichen Geschlecht die schwereren Formen der Skoliosen, welche den Wunsch therapeutischen Eingreifens bei den Eltern begünstigen. Diese letztere Thatsache erklärt sich aus mannigfachen Gründen. Vor Allem aber ist die Anlage des weiblichen Knochen- und Muskelsystems durchschnittlich zarter und fehlt die genügende Compensation der skoliotischen Sitzgelegenheitsursachen durch ausgiebige freie Körperbewegung und Leibesübungen, welche für die Knaben in weit ausgedehnterem Maasse zur Geltung kommt und die Erhaltung einer allseitig freien Beweglichkeit der Wirbelsäule unterstützt.

Zum Schluss sei kurz die Auffassung gegeben, wie sie sich bezüglich der klinischen Aetiologie der kindlichen Skoliose auf Grund des bis jetzt gesammelten und gesichteten anatomischen und klinischen Materials herausgebildet und thatsächlich von allen bisherigen Erklärungsversuchen den Anschein der grössten Wahrscheinlichkeit für sich hat.

Die Skoliose des jugendlichen Alters ist in ihren häufigsten Formen (d. h. in den Anfang des Capitels sub 1—4 verzeichneten) eine ausgesprochene Belastungsdifformität, welche auf Grund veränderter statischer Verhältnisse und zwar vorwiegend habituell eingenommener fehlerhafter Haltungen, entsteht. Diese schädigende Wirkung der veränderten Belastung äussert sich dann am intensivsten, wenn sowohl eine constitutionelle Prädisposition, resp. Schädigung des Organismus im Allgemeinen, wie des Knochenwachsthums im Besonderen, angenommen werden muss.

Eine abnorme Plasticität des Knochens scheint für alle schwereren Fälle als grundbedingend vorausgesetzt werden zu müssen.

Anderweitige Theorieen über die Aetiologie der Skoliose.

Der Vollständigkeit halber seien im Anschluss an die, wie im vorigen Capitel ausgeführt, mit den klinischen und anatomischen Thatsachen sich am vollständigsten deckende Belastungstheorie der Skoliose kurz die wesentlichsten übrigen Theorieen, welche über die Entstehung der Skoliose aufgestellt worden sind, sich aber entschieden als durchaus unhaltbar erwiesen haben, durchgegangen.

Lorenz hat in seiner Abhandlung über Skoliose eine so ausgezeichnete Kritik derselben gegeben, dass seiner Beweisführung kaum noch neue Thatsachen und Gesichtspunkte hinzugefügt werden können.

In erster Linie sind die sogenannten **Muskeltheorieen** zu erwähnen, welche in einer primären Störung des Antagonismus, sowohl der langen Rückenmusculatur, wie vor allen Dingen auch der Nacken- und Schultermusculatur, das ursächliche Moment für das Zustandekommen seitlicher Wirbelsäulendeviationen erblickten.

J. Guérin sah den ersten Anstoss zum Entstehen einer Skoliose in einer activen Contraction der concavseitigen Musculatur und zwar besonders der langen Rückenmuskeln. Stromeyer supponirte eine willkürliche Innervationstheorie der Thoraxmusculatur, ganz speciell aber der serrati, und glaubte in einer spinalen Parese der letzteren auf der linken Seite — welche auf der rechten Seite durch cerebrale Innervation derart ausgeglichen werde, dass durch Ueberwiegen der Activität der rechtsseitigen Rumpfmusculatur eine ungleiche Entwickelung der beiden Thoraxhälften und zwar ein Prävaliren der rechten zu Stande komme — die Ursache für die skoliotische Verbiegung der Wirbelsäule suchen zu müssen.

Eine ähnliche Auffassung, nur mit dem Unterschied, dass er eine von vornherein gegebene, überwiegende Activität des rechten serratus anticus major annahm, vertrat Werner.[1]

M. Eulenburg betont als ätiologisches Moment der Skoliose, dass auf Grund habitueller skoliotischer Haltungen die convexseitigen Rückenmuskeln eine Dehnung und daraus resultirende Insufficienz, die concavseitigen Muskeln einen Zustand der nutritiven Schrumpfung erlitten.

Hueter suchte die Erklärung für das Zustandekommen der Wirbelsäulenverkrümmung in dem Druck, welchen die wachsenden Rippen auf den Wirbelkörper zu Stande brächten. Er betont, dass die Ossificationsebene am vorderen Ende der Rippen in den ersten Lebensjahren des Kindes frontal stehe, mit dem Vorrücken der Verknöcherung aber verlagert und mehr sagittal gestellt werde.

So lange die Ossificationsebene frontal stehe, wachse die Rippe in sagittaler Richtung und übe einen Druck nach rückwärts auf den Wirbel aus. Dieser Druck wirke formverändernd auf den Wirbel, indem er in erster Linie die Stellung der processus transversi zum Wirbelkörper beeinflusse.

Die Skoliose entstehe nun dadurch, dass die Symmetrie des Wachsthums der Rippen gestört werde und z. B. auf einer Seite die Ossificationsebene länger als auf der anderen frontal bestehen bliebe.

---

[1] Werner, Zur Aetiologie der seitlichen Rückgratsverkrümmungen bei jungen Mädchen. Wiener medicin. Wochenschrift 1869, No. 79.

Die Folge davon sei stärkere Entwickelung der Rippen in sagittaler Richtung auf der Seite mit frontal gestellter Ossificationsebene, stärkere Ausbiegung der rechten Rippenwinkel, Sagittalstellung der rechtsseitigen transversi und Bogenwurzeln, Frontalstellung der rechtsseitigen Bogenepiphysen.

Dagegen bleibe der linke processus transversus mehr frontal und die linksseitige Körperhälfte entwickele sich mehr in frontaler Richtung.

Zufolge dieser Verbiegung der Wirbel und ihres Wachsthums falle die grössere Hälfte des Wirbelkörpers auf die convexe Seite (was den Thatsachen vollkommen widerspricht), und unter dem Einflusse der Belastung bilde sich nun das verschiedene Höhenwachsthum der convexseitigen und concavseitigen Wirbelparticen aus und · es entstehe das Bild der rechtsconvexen Dorsalskoliose.

Lorinser behauptet, dass der Skoliose ein chronisch-entzündlicher Knochenprocess zu Grunde liege, welcher nach mehrjährigem Bestehen durch Sklerosirung zur Ausheilung gelange.

Gegenüber diesen auf pathologische Momente gestützten Theorieen über die Entstehung der Skoliose stehen diejenigen, welche den ersten Anstoss zu einer Skoliose in einer pathologischen Steigerung einer in der Regel bestehenden physiologischen Seitenkrümmung der Brustwirbelsäule suchen. Die Rechtshändigkeit des Menschen, die linksseitige Lage der Aorta, ein prävalirendes Wachsthum überhaupt der rechten Körperhälfte, sind als ätiologische Momente für das Zustandekommen einer primären rechtsconvexen Dorsalskoliose, welcher eine linksseitige Lumbalskoliose als compensirende secundäre folgen soll, in Anspruch genommen worden. Sämmtliche vorgenannte Theorieen aber halten vor einer auf anatomische und klinische Thatsachen gestützten Kritik nicht Stand, und ich glaube, dass sie sämmtlich in der oben citirten Arbeit von Lorenz eine klare und unwiderleglich endgültig abweisende Kritik erfahren haben.

Verschiedene Typen, Symptomatologie und Prognose der Skoliose.

Die häufigsten isolirt primär zur Beobachtung kommenden Typen der habituellen und constitutionellen Skoliose sind folgende:
1. die primäre rechtsconvexe Dorsalskoliose [1]),
2. „ „ linksconvexe „
3. „ „ linksconvexe Lumbalskoliose,
4. „ „ rechtsconvexe „

Eine primäre einseitige Nackenskoliose ist, wenn überhaupt vorkommend, eine überaus seltene, von mir persönlich als in den Rahmen der eigentlichen Skoliose gehörig nicht beobachtete Form. Die meisten isolirt entstehenden seitlichen Halswirbelverbiegungen sind entzündlichen Ursprungs oder Folgen myopathischer Zustände der Halsmuskeln.

Die vorstehend angegebene Reihenfolge bezeichnet auch die ungefähre Scala der primären Häufigkeit der einzelnen Typen habitueller und constitutioneller Skoliosen, wie sich für mich wenigstens auf Grund meines Materials ergiebt.

Lorenz und Andere sehen die primäre linksseitige Lumbalskoliose als den häufigsten Typus an. Aus diesem Widerspruch ergiebt sich jedenfalls, dass die Statistik, wie überhaupt, so auch über diesen Punkt ausserordentlichen Schwankungen unterliegt, sich ein allgemein gültiges Gesetz schwerlich aufstellen lässt und es hierbei sehr auf die individuelle Erfahrung und die Art des Materials ankommt — letzteres in dem Sinne, dass es wesentlich bestimmend ist, ob Jemand die Skoliose häufig in ihren frühesten Stadien oder erst in etwas späteren zu sehen bekommt.

Ausserdem kann, statt dass die Krümmungen nur Einzelabschnitte der Wirbelsäule betreffen (Partialskoliosen) das Segment derselben nahezu die ganze Wirbelsäule in sich beziehen (Totalskoliosen).

Nur die beginnenden Formen zeigen indess die vorerwähnten einseitigen Typen.

---

[1] Da man von der Zahl rechtsdorsaler-linkslumbaler Skoliosen wenigstens die Hälfte als rechtsdorsalprävalirend mit in Rechnung setzen muss.

Die Mehrzahl der Fälle von bereits „fixirter skoliotischer Haltung", d. h. eben die schon länger bestehenden Skoliosen, präsentiren sich in zusammengesetzter Form und zwar am häufigsten in Gestalt einer rechtsconvexen Dorsal- und linksconvexen Lumbalskoliose. Im Gegensatz zu diesem Verhalten der habituellen, secundären constitutionellen und auch der statischen (im engen Sinne) Formen steht das der echt rhachitischen, welche vorwiegend sich als einseitige Partialkrümmungen oder Totalkrümmungen charakterisiren, zu deren ersteren nur relativ selten Gegenkrümmungen hinzutreten. Dabei ist zu bemerken, dass die rhachitischen Krümmungen weit weniger typisch, als die anderen, sich an die einzelnen Segmente der Wirbelsäule, also ausschliesslich an den dorsalen oder lumbalen Theil, halten, sondern vielfach ihre Krümmungen sich aus den Wirbeln zweier an einander grenzenden Abschnitte zusammensetzen.

Zu solcher Auffassung und Bestätigung der gleichen Ansicht anderer Autoren berechtigt mich meine eigene nachstehende Statistik:

	zusammengesetzte	rechts dorsal-links lumbale	rechts dorsale	links dorsale	links lumbale	rechts lumbale	rechts totale	links totale
Von 89 habituellen Skoliosen sind:	37	28	16	24	7	0	0	5
Von 106 constitutionellen Skoliosen sind:	38	30	21	20	7	0	8	12

Von 31 rhachitischen Skoliosen sind:	zusammengesetzte:	rechtsseitige Partial- und Totalkrümmungen:	linksseitige Partial- und Totalkrümmungen:
	8	13	10

Besonders bemerkenswerth ist, dass unter allen meinen Fällen sich keine einzige isolirte rechtsseitige Lumbalskoliose findet.

Was die in meiner Statistik relativ häufige linksconvexe Dorsalskoliose betrifft, so erscheint die Zahl derselben auffällig, wenn ein so ausgezeichneter Kenner der Skoliose, wie A. Lorenz, sagt, dass diese Fälle zu den seltenen gehören. Ich glaube, dass dieser Widerspruch sich dadurch erklären lässt, dass Lorenz es als selten bezeichnet, dass solche Skoliosen sich fixiren, im Gegensatz zu den rechtsconvexen Dorsal- und linksconvexen Lumbalskoliosen. In dieser Hinsicht kann ich ihm nur beistimmen, denn die Mehrzahl der in meiner Statistik verzeichneten Fälle von linksconvexer Dorsalskoliose sind beginnende und therapeutisch günstige Fälle. Indess finden sich doch auch, besonders unter der Rubrik der constitutionellen, etliche darunter, welche erst in späten Stadien zur Beobachtung kamen und den sinistro-dorsalen Typus darboten, ohne dass durch Anamnese oder Befund die rhachitische Natur derselben als erwiesen zu gelten habe.

Im Anschluss an die Aufstellung der vorangegebenen vier Haupttypen der Skoliose erscheint es zweckmässig, kurz auf die klinische Symptomatologie derselben einzugehen, welche für die Frühdiagnostik der Skoliose und damit möglichst rechtzeitige Einleitung zweckentsprechender Therapie von Wichtigkeit ist.

Im Allgemeinen ist hervorzuheben, dass bestimmte Formen sich frühzeitig in ihrem Entstehen durch seitliche Verschiebung des Rumpfes bemerkbar zu machen pflegen, und zwar geschieht die Verschiebung des Rumpfes nach der Seite der primären Krümmung zu.

Diese Verschiebung ist indess nur bei aufrechtem Stande der Patienten deutlich wahrnehmbar und verschwindet bei Vorbeugung des Rumpfes, ebenso wie in Bauchhorizontallage.

Die seitliche Verschiebung des Rumpfes kennzeichnet sich am besten durch den Vergleich der Seitencontouren des Rumpfes, wenn man den Patienten gerade von hinten betrachtet.

Zur leichteren Orientirung der Art und der Grösse der Verschiebung bedient man sich der Beobachtung der sogenannten Taillendreiecke, d. h. derjenigen Dreiecke, welche durch die als Lothe herabhängenden Arme mit den Seitencontouren des Rumpfes und des Beckens bis zu den Trochanteren gebildet werden.

Diese Seitenverschiebung des Rumpfes kann auch bei ausgebildeten Skoliosen noch deutlich ausgeprägt sein, und man spricht in solchen Fällen von sogenannten geneigten Krümmungen, im Gegensatz zu denjenigen, welche ohne Seitenverschiebung des Rumpfes verlaufen, den sogenannten aufrechten Krümmungen.

Für die Beurtheilung einer beginnenden, vor allen Dingen habituellen Skoliose, welche zufolge des willkürlichen Muskelspieles der Kinder oft durchaus nicht leicht ist, muss es als erforderlich bezeichnet werden, die Kinder längere Zeit zu beobachten und wenn möglich wiederholt zu untersuchen, um die wirklich habituell gewordene skoliotische Haltung festzustellen.

Die Prüfung, inwieweit Selbstcorrection einer Skoliose möglich ist, inwieweit eine vorhandene Lumbalskoliose durch erhöhte Unterlage unter den convexseitigen Fuss ausgleichbar ist, und für schwere Fälle, inwieweit durch Suspension die vorhandenen Krümmungen der Wirbelsäule sich beseitigen lassen, die Wirbelsäule also mobil ist, hat damit Hand in Hand zu gehen.

Die primäre rechtsconvexe Dorsalskoliose kennzeichnet sich zuerst durch leichte Zunahme der hinteren Rippenkrümmungen, wodurch ein stärkeres Hervortreten des rechten Schulterblattes bewirkt wird. Dieses Symptom der sogenannten hohen Schulter ist das gewöhnlich zuerst (bei Mädchen vor allen Dingen von der Schneiderin) bemerkte Zeichen einer ungleichen Configuration des Rückens.

Die seitliche Abweichung der Dornfortsätze aus der Mittellinie braucht zu der Zeit noch gar nicht angedeutet zu sein.

Andererseits ist auch hier gleich zu erwähnen, dass es namentlich leichtere Fälle giebt, bei denen die seitlichen Inflexionserscheinungen der Wirbel zuerst hervortreten und Niveaudifferenzen der Rippenwinkel noch nicht erkennbar sind.

Ist die oben erwähnte Rippenwinkelkrümmung bereits deutlich ausgeprägt, so steht, wie schon im Capitel der pathologischen Anatomie beschrieben wurde, das rechte Schulterblatt etwas mehr sagittal und mit seiner unteren Spitze weiter von der Dornfortsatzlinie entfernt, als das linke. Seine Contouren sind scharf markirt.

Bei weiterer Zunahme der Skoliose zeigt dann die rechte Thoraxseitencontour eine stärkere Wölbung, das rechte Taillendreieck vertieft sich, die rechte Hüfte tritt deutlicher hervor, das linke Taillendreieck ist flacher, halbmondförmig, der linke Hüftkamm mehr oder weniger verstrichen (Abb. 20).

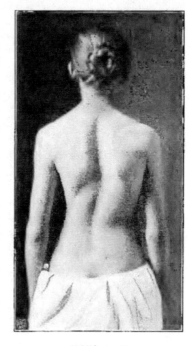

Abbildung 20.

Ist der ganze Rumpf stark nach rechts verschoben, dann kann die rechte Hüfte verstrichen werden und die linke mehr hervortreten (Abb. 21).

Ausser der seitlichen Verschiebung macht sich bei hochgradigen Skoliosen aber auch eine Drehung des Rumpfes gegen das Becken nach hinten zu bemerkbar und erscheint die rechte Thoraxseite bedeutend weiter zurückstehend, als die linke, und voller, als diese, unten durch eine scharf ausgeprägte Hautfalte begrenzt. Der ganze Rumpf erscheint auffallend kurz (vgl. Abb. 21).

Besteht keine compensatorische dorso-cervicale Krümmung, so können die Nackenschulterlinien vollständig symmetrisch verlaufen. Ist aber eine solche letztere mehr oder weniger hochgradig vorhanden, so verläuft die linke Nackenschulterlinie steiler und kürzer, während die rechte tiefer geschweift, sowie länger erscheint und die Schulterrundung deutlicher ausspricht.

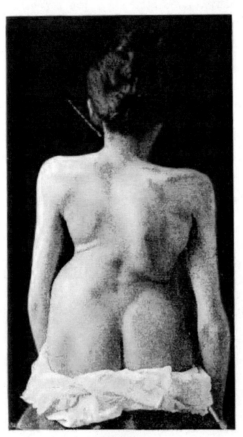

Abbildung 21.

Der letztere Umstand erhöht noch den Eindruck der hohen Schulter und ist zuerst und am deutlichsten in der Ansicht von hinten her ausgeprägt.

Es ist wohl zu vermerken, dass in der Ansicht von vorn häufig dieser Unterschied verschwindet, ja sogar die linke Schulter eher höher erscheinen kann.

Bei der primären linksconvexen Dorsalskoliose sind die vorbeschriebenen Verhältnisse in ihr Spiegelbild verkehrt (vgl. Abb. 22).

Die primäre linksconvexe Lumbalskoliose charakterisirt sich untrüglich in einer gewissen Verschiebung des Rumpfes über dem Becken nach links (vgl. Abb. 23).

Das linke Taillendreieck wird flacher und verschwindet eventuell ganz; das rechte wird vertieft, und der rechte Arm kann freiseitlich in der Luft hängen. Die linke Lendengegend erscheint voller und wird durch einen mehr oder weniger ausgeprägten Längswulst gekennzeichnet.

Die entgegengesetzte rechtsseitige Hüfte macht scheinbar einen höheren Eindruck und wird deshalb von den Laien gewöhnlich als erstes Symptom, als sogenannte „hohe Hüfte", wahrgenommen.

Die vier Haupttypen der Skoliose.

Die Haltung der Schultern und die Configuration des oberen Rumpfes ist, so lange die Krümmung streng auf das Lumbalsegment beschränkt bleibt, vollständig normal.

Setzt sich eine solche Lumbalskoliose aber in Gestalt einer nach oben zu verlaufenden Totalskoliose nach dem Dorsalsegment zu fort, so kann die Seitenverschiebung des Rumpfes sich noch steigern und dann wiederum der rechte Arm näher am Körper anliegen und der linke frei pendeln. Während Abbildung 23 schon eine

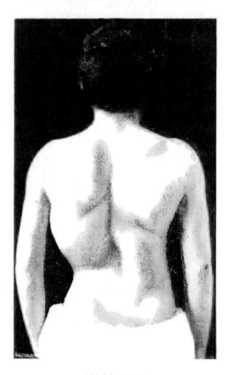

Abbildung 22.

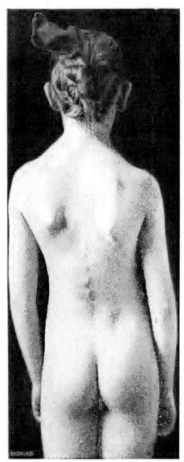

Abbildung 23.

Andeutung dieses Verhaltens zeigt, ist dieses in Abbildung 24 ausgesprochen. Abbildung 25 zeigt den Knaben der vorhergehenden Abbildung nach dreivierteljährlicher Behandlung.

Die primäre rechtsconvexe Lumbalskoliose bietet wiederum das entgegengesetzte Verhalten, wie die vorgenannte Form der linksconvexen.

66　Verschiedene Typen, Symptomatologie und Prognose der Skoliose.

Der Vollständigkeit halber seien zum Vergleich mit den vorbeschriebenen Formen in den Abbildungen 26 und 27 zwei rhachitische Skoliosentypen wiedergegeben.

Von Wichtigkeit weiterhin erscheint es, auf die Art des Verlaufs einer Skoliose und auf die sich aus der diesbezüglichen Erfahrung herleitenden prognostischen Gesichtspunkte einzugehen.

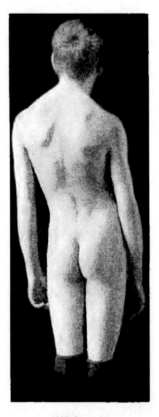
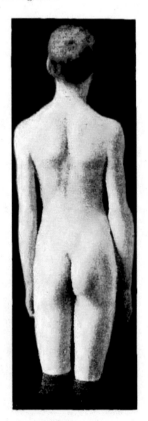

Abbildung 24.　　　　　　　　　　Abbildung 25.

Entsprechend dem Charakter des zu Grunde liegenden pathologisch-anatomischen Processes ist der Verlauf der echt rhachitischen Skoliose, um mit dieser zu beginnen, innerhalb der für diese Krankheit charakteristischen Altersgrenzen ein relativ plötzlich eintretender und rasch verlaufender.

Je nach der Schwere der constitutionellen Dyskrasie und den durch allgemein körperliche, wie sociale Verhältnisse gegebenen Nebenumständen wird sich ein leichteres oder schwereres Bild entwickeln.

Verlauf der Skoliose.

Die rhachitische Skoliose hat den zweifelhaften Vorzug, mit, die allerschwersten Formen skoliotischer Verkrümmungen der Wirbelsäule und der mit diesen in directem Zusammenhang stehenden Thoraxdifformitäten aufzuweisen.

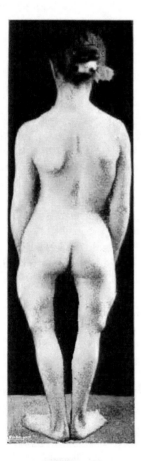 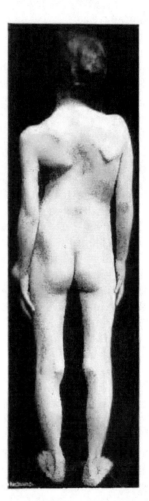

Abbildung 26.   Abbildung 27.

Ist der rhachitische Knochenprocess zum Abschluss gelangt und eine normale, resp. übernormale, Verkalkung der angelegten Knochensubstanz eingetreten, dann stellen die rhachitischen Skoliosen irreparable Skelettdifformitäten dar.

In der Verschiedenheit ihres Verlaufs und besonders in der Intensität der eventuell erreichten Difformitäten reihen sich die sogenannten secundären constitutionellen Formen der Skoliose an zweiter Stelle an.

Zwar weniger rasch als die rhachitischen, aber häufig schubweise exacerbirend verlaufen, und die eventuell stärksten Grade der Difformitäten der Wirbel und Rippen erreichen diejenigen Formen, welche sich bei Individuen einstellen, welche das Bild allgemeiner körperlicher Entwickelungsschwäche und allgemeiner Ernährungsanomalieen darbieten.

Der skoliotische Process kann nun auf jeder Stufe Halt machen und auch in seiner difformirenden Tendenz durchaus verschieden sein.

Die ersten Anfänge, soweit dieselben anamnestisch mit einiger Sicherheit verfolgbar sind, datiren häufig bis ins fünfte und sechste Jahr, nur selten noch weiter, zurück und nehmen dann gewöhnlich in den ersten Schuljahren, selbstverständlich unter dem Einfluss aller hier gegebenen habituellen Momente, überraschend schnell zu. In einer Anzahl von Fällen machen sich die ersten Spuren skoliotischer Haltung bemerkbar, wenn die Kinder im Anschluss an durchgemachte Kinderkrankheiten, besonders die acuten Exantheme, und unter dem Einfluss häufiger bronchitischer Zustände in ihrem Ernährungs- und Kräftezustand reducirt werden und jenen allgemein schlaffen anämischen Habitus darbieten, den man so häufig bei Kindern in den ersten Schuljahren zu beobachten Gelegenheit hat.

Zu den constitutionellen Formen, d. h. zu denen, bei welchen unter dem Einfluss irgendwie beeinträchtigter körperlicher Ernährungsverhältnisse das Verhältniss von Knochenwachsthum und Ossification mit denkbar grösster Wahrscheinlichkeit auch irgend welche ungünstige Beeinflussung erfährt, gehören, wie bereits im vorigen Abschnitte erwähnt, auch diejenigen Skoliosen, welche sich, und zwar überwiegend bei Mädchen, gegen oder in der Zeit der Pubertät unter den Erscheinungen der Chlorose sowie Nachlassens der gesammten körperlichen Energie, ein zustellen pflegen.

Im Gegensatz zu den vorerwähnten jugendlich-constitutionellen Formen pflegen diese letzteren indess meist einen leichteren Charakter zu tragen und, meiner Erfahrung nach wenigstens, niemals zu sehr schweren Difformitäten zu führen.

Wie frühzeitig entstandene Skoliosen in den Pubertätsjahren und unter dem Einflusse der hier sich besonders geltend machenden, socialund schulhygienischen Verhältnisse häufig nach anscheinendem jahrelangen Stillstand noch einmal in ein Stadium der Verschlimmerung treten können, so desgleichen die in der Pubertätszeit entstandenen Formen zuweilen noch in den Jahren von achtzehn bis etwa einundzwanzig, zweiundzwanzig Jahren.

Es ist aber sowohl von anderer Seite schon hervorgehoben worden, und ich kann dies auf Grund zweier sehr instructiver Fälle nur bestätigen, dass bei Leuten, welche in den Kinderjahren eine einigermaassen erhebliche Skoliose gehabt haben, unter dem Einfluss bestimmter äusserer Momente, vor allen Dingen schwerer Berufsarbeiten, auch in späteren Jahren relativ plötzlich eine erhebliche Zunahme der schon vorhandenen Skoliose, unter den Erscheinungen von Schmerzen in der Gegend bestimmter Wirbel und des Rippenbuckels entstehen kann.

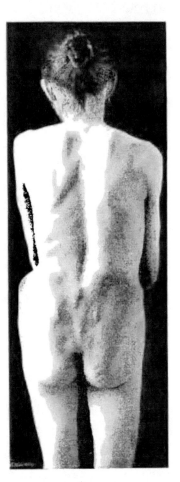

Abbildung 28.

Kürzlich befand sich z. B. eine 45jährige Arbeitersfrau in meiner Beobachtung, welche sich nicht bewusst ist, in ihren Schuljahren skoliotisch gewesen zu sein, es aber unzweifelhaft bereits damals gewesen ist. Dieselbe ist seit Jahren in einer Wollkämmerei und besonders damit beschäftigt, schwere Körbe mit Wolle auf der rechten Schulter zu tragen. Seit einem Jahre fiel ihr diese Arbeit schwerer, sie hatte ab und zu Schmerzen im Rücken längs der Wirbelsäule, und ihre Mitarbeiter, wie ihr Principal, haben sie wiederholt darauf aufmerksam gemacht und angesprochen, dass sie ja ganz schief werde. Wegen Zunahme ihrer Rückenschmerzen bei der Arbeit und auffallendem Hervortreten der linken Hüfte, so dass Patientin nun selbst besorgt wurde, wurde sie mir zur Beobachtung zugeschickt. Der Befund war, wie ihn Abbildung 28 zeigt.

Vom Zugrundeliegen eines tuberculösen, wie etwa osteomalacischen Knochenprocesses, wie überhaupt Grundleidens, ist im vorliegenden Falle keine Rede. Man muss in diesem wie in ähnlichen Fällen wohl an eine eingetretene Rarefication des Knochengewebes denken, die den Knochen widerstandsloser macht und Exacerbation einer skoliotischen Anlage hervorruft.

Eine zweite analoge Beobachtung ist die folgende:

Eine 22jährige robuste Magd klagt seit einigen Wochen, seit welchen sie besonders schwere Schubkarren zu fahren hatte, über heftige Rückenschmerzen in der Gegend der unteren Dorsalwirbel und bemerkt auffallendes Schiefsein.

Die Untersuchung ergibt Druckempfindlichkeit der betreffenden Wirbel und eine mässige linksseitige Totalskoliose, deren Anfänge wohl sicher mindestens in die Pubertätszeit zu verlegen, deren Zunahme in der letzten Zeit aber auf Grund der bestimmten Angaben der Patientin kaum in Abrede zu stellen ist.

Die habituelle Skoliose im engsten Sinne des Wortes, d. h. die Zahl derjenigen Skoliosen, welche sich bei Individuen entwickeln, bei denen von irgend welcher allgemeinen körperlichen Prädisposition im Sinne der vorerwähnten constitutionellen Momente nichts vorliegt, entsteht im Allgemeinen allmählich, wird erst nach Monaten dem Auge als constante Abweichung erkenntlich und führt niemals zu denjenigen Graden von Difformitäten der Wirbel und Rippen, wie sie nur dann entstehen können, wenn eine pathologische Plasticität des Knochens angenommen werden muss. Rippenverbiegungen mässigen Grades finden sich indess auch bei derartigen Formen, und wie erwähnt ist bei einmal habituell-skoliotischer Anlage, so lange das Knochenwachsthum noch nicht abgeschlossen ist, eine gewisse Zunahme der Skoliose nicht ausgeschlossen. Noch einmal sei an dieser Stelle hervorgehoben, dass selbstverständlich nicht in allen Fällen eine scharfe Trennung möglich ist, ob man es mit einer habituellen oder mit einer constitutionellen Form in der vorerwähnten Bedeutung zu thun hat. Wenn sichere anamnestische oder objectiv klinische Anhaltepunkte nicht vorliegen, wird ein endgültiges Urtheil in dem bezeichneten Sinne nicht möglich oder erlaubt sein.

Was zum Schluss die sogenannte statische Skoliose anbetrifft, so ist diejenige, welche unter ihren engsten Nomenclaturbegriff fällt, d. h. diejenige primäre Lumbalskoliose, welche als Ausgleich einer Längendifferenz der beiden unteren Extremitäten gedacht wird und welche zum Mindesten nicht sehr häufig ist, durchaus an sich nicht von schwerwiegender Bedeutung. Sie pflegt sich schwer zu fixiren, ist leicht corrigirbar und führt — wenn nicht gleichzeitig etwa Rhachitis oder sonstige constitutionelle Störungen des Knochenwachsthums vorliegen, — durchaus zu keinerlei erheblicherer Difformität.

Dass eben zur Entstehung schwerer skoliotischer Veränderungen ganz bestimmte Wachsthumsverhältnisse und Ernährungsstörungen der Knochen und besonders der Wirbel und des Rippenkörpers als vorhanden angenommen werden müssen, ohne welche selbst bei gegebenen Gelegenheitsursachen zur seitlichen Inflexion der Wirbelsäule echte Skoliosen, d. h. fixirte skoliotische Veränderungen der Wirbelsäule und des Rippenkorbes nicht entstehen, beweisen ferner die Skoliosen, wie sie bei angeborener Hüftverrenkung sich vorfinden und welche ja auch unter den Begriff statischer Skoliose im weiteren Sinne rubricirt werden müssen.

Selbst nach jahrelangem falschen Belasten der Wirbelsäule und permanentem seitlichen Inflectiren derselben beim Gehen bleibt die Wirbelsäule vollständig mobil und normal corrigirbar; niemals aber treten auf Grund des genannten ätiologischen Momentes jene für die anderweitigen wirklichen Skoliosenformen so charakteristischen Asymmetrieen der Wirbel und Difformitäten der Rippen auf.

Auch bei solchen skoliotischen Haltungen, welche z. B. auf Wegfall der motorischen Innervation der Rückenmusculatur beruhen, treten die für die echte Skoliose charakteristischen anatomischen Veränderungen an Wirbeln und Rippen, trotz jahrelanger Inflexion der Wirbelsäule bis zum Eintritt der Selbsthemmung, nicht ein. Ich gebe die Abbildungen eines Knaben mit transversaler Myelitis (s. Abb. 29 u. 30), der trotz jahrelangen Sitzens mit gekrümmter Wirbelsäule keine fixirte Skoliose aufweist.

Für die Beurtheilung einer Skoliose bezüglich ihrer Prognose kommt also, wie wir eben gesehen haben,

1. der ätiologische Gesichtspunkt in Betracht.

Dann aber sind es noch eine Anzahl weiterer Momente, welche im oben angegebenen Sinne zur prognostischen Beurtheilung von Wichtigkeit sind. Es sind dies folgende:

2. die Art und der Grad, sowie die Dauer des Bestehens der Skoliose;

3. das Alter und die Charakteranlage (psychische Energie) des Kindes;

4. die Art und Intensität der Behandlung.

Was den zweiten Punkt anbetrifft, so ist zu vermerken, dass die einfache primäre Lumbalskoliose auf Grund der hier vorliegenden günstigen anatomischen Verhältnisse (Fehlen der Rippenringe) und der für mobile Fälle leicht einzuleitenden antistatischen Behandlung, relativ die günstigste Prognose auf mehr oder weniger vollständige Heilung, je nach Grad und Dauer beim Eintritt in die Behandlung, verspricht.

Ungünstiger liegen alle primären Dorsalkrümmungen und zwar desto ungünstiger, je kürzer das von der seitlichen Inflexion betroffene Stück in seinem Bogentheile ist. Es geben deshalb die primären Totalskoliosen mit stärkerer seitlicher Verschiebung des Oberkörpers über dem Becken eine bessere Prognose als engumschriebene Stücke des Brustsegments und vor allen Dingen cervico-dorsale Krümmungen.

Relativ prognostisch günstiger stellen sich überhaupt im Allgemeinen alle jene Skoliosenformen, welche mit einer seitlichen Verschiebung des Oberkörpers einhergehen und zwar aus dem einfachen Grunde, weil sie eher entdeckt und deshalb eher der Therapie zugeführt werden.

Diejenigen Skoliosen dagegen, welche sich in kleineren Stücken des Dorsalsegmentes abspielen, führen sehr bald, aber schleichend zu den Anfängen der Rippendifformitäten und kommen deshalb überaus häufig erst zur Diagnose und Behandlung, wenn bereits die charakteristischen, mehr oder weniger erheblichen Krümmungen der angrenzenden Rippenpartie ausgebildet sind.

Mit Rücksicht auf ihren localen Sitz sind die schon erwähnten cervicodorsalen Krümmungen der redressirenden Behandlung am wenigsten und daher auch einer Besserung sehr schwer zugänglich.

Von Alters her ist das Hauptgewicht in der Beurtheilung der Skoliose auf die bestehenden Veränderungen der Rippen und des ganzen Thorax überhaupt gelegt worden.

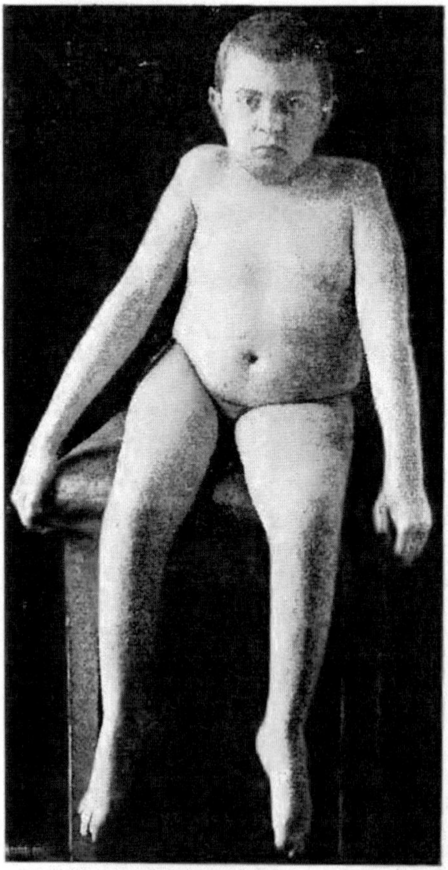

Man unterschied, je nachdem keine oder leichter oder hochgradig ausgebildete Rippendifformitäten (Rippenbuckelbildungen) vorlagen, die Formen der Skoliosen ersten, zweiten und dritten Grades.

Diese Unterscheidung kann man durchaus als zu Recht bestehend anerkennen; allerdings mit einer gewissen Modification, nämlich der des noch bestehenden Grades von Plasticität der Knochen. Es giebt Formen, welche bereits zu hochgradigen Rippen- und Thoraxdifformitäten geführt haben und welche auf Grund einer noch bestehenden Weichheit und Biegsamkeit der Rippenringe doch prognostisch nicht so absolut infaust sind, wie jene in ihrem Verknöcherungsprocess abgelaufenen und zur knöchernen Ankylosenbildung von Wirbeln und Rippen geführt habenden, schwersten Formen, welche jeder Therapie Hohn sprechen.

Abbildung 29.

Wie die noch bestehende Plasticität des Knochens mit Bezug auf noch bestehende Beeinflussbarkeit der Knochenformen prognostisch als günstiges Kriterium von Wichtigkeit ist, so ist es in engstem Verein damit, und ausschlaggebend für die Beurtheilung des Zustandes von Muskel- und Bandapparat, der Umstand, ob und inwieweit eine

Skoliose noch mobil, d. h. durch mechanische oder dynamische Maassnahmen noch ganz oder wenigstens theilweise ausgleichbar ist oder mit Hülfe therapeutischer Manipulationen mobil gemacht werden kann.

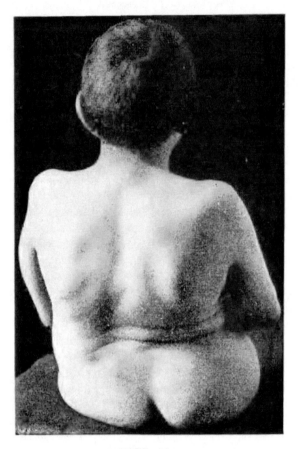

Abbildung 30.

Dass bezüglich dieses letzteren Momentes die moderne Therapie nicht mehr ganz so ohnmächtig ist, wie die alte, und dass auch die Rippenbuckel, selbstverständlich je nach Art des Falles, wenigstens theilweise und in manchen Fällen ganz erheblich beeinflussbar sind, das hoffe ich im therapeutischen Theil darzuthun und glaube zu den Fortschritten in diesem Punkte auch selbst ein klein wenig beigetragen zu haben.

Was die Dauer des Bestehens einer Skoliose anbetrifft, so ist schon früher erwähnt worden, dass es sehr langsam verlaufende und im Gegensatz hierzu auch wiederum relativ rasch verlaufende Formen giebt. Man kann also nicht gerade sagen, dass Dauer des Bestehens von vornherein einen absolut maassgeblichen Gesichtspunkt darbietet, zumal die anamnestischen Angaben bezüglich ihrer Correctheit stets sehr viel zu wünschen übrig lassen. Ungefähr aber fällt natürlich langsame Zunahme einer Skoliose mit wenig malignem — sit venia verbo — Charakter einer solchen zusammen.

Allgemein bekannt und auch im Allgemeinen richtig ist der alte Erfahrungssatz, dass, je kürzer eine Skoliose besteht, je früher sie also in Behandlung kommt und je geringer die vorhandenen anatomischen Veränderungen sind, desto mehr Aussicht auf Besserung, resp. Heilung, resp. Verhütung des Eintretens schwererer anatomischer Veränderungen gegeben ist.

Zum oben genannten dritten Punkt ist Folgendes zu bemerken.

Wie aus dem therapeutischen Theil hervorgehen wird, ist die Mithülfe des Patienten nirgends nothwendiger, als in der Bekämpfung von Haltungsanomalieen. Ist doch das Skelettsystem nicht ein todtes Gefüge von in bestimmten Winkelbewegungen gegen einander drehbaren Knochen, sondern es ist eingebettet in den lebenden Organismus und vor Allem gehalten und bewegt durch den fein mechanisch arbeitenden Muskelapparat, der unter dem willkürlichen Tonus der psychischen Energie steht.

Es ist daher begreiflich, dass je weniger das willkürliche Muskelspiel und die psychische Energie eines Kindes entwickelt sind, um so weniger die activ dynamischen Hülfsmittel zur Verwendung kommen können, welche in der Behandlung der Skoliose so werthvoll sind.

Nicht der Charakter des rhachitischen Knochenprocesses allein ist es, welcher die frühkindlichen Formen rhachitischer Skoliosen zu therapeutisch so schwierigen und zum Theil recht undankbaren Objecten macht, sondern vor Allem auch das Fehlen des selbstständigen Mitarbeitens des Kindes an der Corrigirung seiner Haltungsanomalie.

Deshalb geben ferner alle energieschwachen und gleichzeitig auch constitutionell schwächlichen Kinder schlechtere prognostische Aussichten, als willige, den Zweck therapeutischer Maassnahmen schon einsehende und leidlich muskelkräftige Kinder.

Zum Schlusse noch einige Bemerkungen zu Punkt 4. Ueber die Methoden der Behandlung und ihre Werthigkeit soll das nächste Capitel handeln. Es erscheint aber, so oft dies auch schon geschehen, immer wiederum als nothwendig, die weiteren ärztlichen Kreise darauf hinzuweisen, wie nothwendig es ist, jeder beginnenden Form von Haltungsanomalie und vor Allem ausgesprochener seitlicher Deviation die genügende Beachtung zu schenken und die entsprechenden prophylaktischen wie auch therapeutischen Maassnahmen einzuleiten. Sorgfältige wiederholte Untersuchungen eines sich fehlerhaft haltenden Kindes in vier- bis sechswöchentlichen Abständen sind die nächstliegende Pflicht. Die weitere ist, wenn die ausgesprochen skoliotische Haltung anhält und unter den einfachen erzieherischen wie prophylaktischen Maassnahmen sich nicht bessert, den Eltern, wo dies nur immer den örtlichen wie socialen Verhältnissen nach ausführbar ist, zuzureden, das Kind einem sachverständigen Auge zu zeigen und ihm eine zweckentsprechende orthopädische Behandlung angedeihen zu lassen.

Weiterhin ist es wichtig, nicht etwa schon nach kurzer Zeit, wie mir dies so oft in der Praxis vorkommt, die Eltern darin zu bestärken, dass nun ja etwas geschehen sei und man nun einmal wieder abwarten könne, sondern denselben zu einem consequenten Verfolgen der einmal eingeschlagenen therapeutischen Maassnahmen zuzureden.

Es ist weiterhin von vornherein einleuchtend, dass auch in der Behandlung der Skoliose die Art und Methode der Behandlung und eine intensive zielbewusste Verfolgung derselben nicht ohne Einfluss auf das, was erzielt wird und unter den gegebenen Verhältnissen erzielt werden kann, ist. Es ist von allen maassgebenden Seiten darauf hingewiesen worden, dass für die schwereren Formen die wirklich sachgemässe und entsprechend energische Behandlung allein in einer orthopädischen geschlossenen Anstalt durchführbar ist.

Nur in einer solchen lässt sich unter der Regelung des ganzen diätetischen Princips ein alle Factoren genügend ausnützendes therapeutisches Verfahren durchführen. Für leichtere und allenfalls noch mittelschwere Formen ist allerdings eine ambulante Behandlung, besonders bezüglich aller der Fälle, welche in Städten oder an Orten wohnen, wo eine orthopädische Anstalt sich befindet oder wenigstens leicht erreichbar ist, unter der Mithülfe verständiger Eltern für die nebenher gehenden dann zu Hause durchzuführenden Maassnahmen, der gewöhnlich zunächst eingeschlagene Weg.

Als Resumé des eben ausgeführten ist zu sagen, dass die Prognose der Skoliose um so günstiger ist, je früher, je consequenter und je umfassender eine wirklich rationelle Therapie eingeleitet wird.

Es ist sicher, dass auch heute noch manchem Kinde, und besonders Mädchen, in späteren Jahren bittere Gefühle und Thränen erspart bleiben könnten, wenn in allen Fällen Hausarzt und Eltern energisch ihre Pflicht thäten.

Therapie.

Dem Brauche nach, und auch mit vollem Recht, pflegt die Besprechung der Therapie der Skoliose eingeleitet zu werden mit Bemerkungen über die Prophylaxe.

Und in der That, wenn ein oberstes Gesetz für den Arzt lautet „Krankheiten zu verhüten", so gilt dieses ganz besonders auch mit Bezug auf die seitlichen Rückgratsverkrümmungen, deren ausgebildeten schwereren Formen die Therapie quoad restitutionem ja so gut wie vollkommen machtlos gegenüber steht.

In Uebereinstimmung mit allen namhafteren Autoren, welche sich mit dem Wesen und der Behandlung der Skoliose befasst haben, glaube auch ich, dass die Prophylaxe, abgesehen von der allgemeinen Aufgabe des Arztes, bezüglich seiner kindlichen Patienten für ein wirklich rationelles, gesundheitliches Régime in Ernährung und Entwickelung des jugendlichen Organismus Sorge zu tragen, vorwiegend folgende Gesichtspunkte zu berücksichtigen hat:

Die leichtesten Zeichen von Rhachitis sind sorgfältigst zu beachten und nach Kräften zu bekämpfen.

Das zu frühzeitige Sitzen kleiner Kinder ist zu vermeiden und ganz besonders für Kinder von schwächlichem Habitus und schwächlicher Knochenanlage möglichst lange die Horizontallage[1]) anzuempfehlen. Im Sitzen ist der Rücken der kleinen Kinder möglichst zu stützen, am besten entsprechend den sich später ausbildenden antero-posterioren Krümmungen, d. h. vor Allem mit einer Stütze in der Lumbalgegend.

Das anhaltende einseitige Tragen der Kinder auf dem Arme, wie überhaupt das anhaltende Tragen der Kinder, ist zu verbieten, und zwar zunächst mit Rücksicht auf den zarten Körper des Tragekindchens selbst. Dieser statisch schädliche Einfluss des einseitigen Tragens kommt aber ebenso für die meist sehr jugendlichen Kinderwärterinnen in Betracht, die nur

---

1) Es sei an dieser Stelle ausdrücklich bemerkt, dass das nächtliche Lager der Kinder ein möglichst horizontales (flaches Kopfkissen!) zu sein hat, und eine gute festgepolsterte Rosshaarmatratze die zweckmässigste Unterlage bildet.

allzu oft selbst noch Kinder von erst vierzehn bis sechzehn Jahren sind, und bei denen sich leicht noch eine Skoliose entwickeln kann.

In den etwas vorgerückteren Kinderjahren ist vor allen Dingen für die gleichmässige Ausbildung des Skelett- und Muskelsystems und speciell auch beider Arme und beider Beine zu sorgen. Angewohnheiten der Kinder, wie vorwiegendes Aufstützen auf einen Arm und vorwiegendes Stehen auf einem Beine, sind energisch zu bekämpfen. Bei allen sitzenden Beschäftigungen ist auf eine möglichst correcte und doch gleichzeitig auch bequeme Stellung der Kinder, welche fehlerhaften Ermüdungsstellungen möglichst vorbeugt, zu achten. Mädchen haben beim Sitzen die Röcke gleichmässig unter das Gesäss zu verteilen, damit nicht gewohnheitsmässig immer eine Hüfte höher steht als die andere. Das Verhalten der Augen und die ersten Zeichen der Kurzsichtigkeit sind nicht zu übersehen. Zeigt ein Kind zunehmende Schlaffheit und pathologische Ermüdbarkeit, vor Allem unter dem Einflusse der Schule, so hat die Rücksicht für das körperliche Wohl in den Vordergrund gegenüber Pedanterie und elterlichem wie kindlichem Ehrgeiz zu treten. In diesem Punkt allerdings, wie in dem Punkt der Schul- und Arbeitshaltung, liegen die bekannten grossen Schwierigkeiten, denen die an sich richtige Erkenntniss in der Praxis und im täglichen Leben begegnet.

Was zunächst den ersteren Punkt anbetrifft, so ist mit der theilweisen Einführung von Schulärzten der Versuch gemacht, auch betreffs der ärmeren Klassen beginnende Haltungsanomalieen zu erkennen und Berücksichtigung derselben bei Lehrern wie Angehörigen anzustreben. Die äusseren socialen Verhältnisse machen hier allerdings, so lange nicht orthopädische Polikliniken in ganz anderem Stile, wie bisher, existiren, in den allermeisten Fällen eingreifendere prophylaktische Maassregeln illusorisch. Aber auch in den besseren und bemittelteren Kreisen werden nur allzu häufig die wohlmeinenden Rathschläge des Arztes nicht oder nur ungenügend beachtet, bis die ausgesprochene Thatsache einer Skoliose endlich den Eltern die Augen öffnet.

Was den anderen vorerwähnten Punkt der geeigneten Sitzhaltung des Kindes in Schule und Haus, bei Schularbeit wie anderweitigen häuslichen Beschäftigungen anbetrifft, so kann des Näheren an dieser Stelle hierauf nicht eingegangen werden. Man kann aber wohl sagen, dass auf Grund der praktischen Erfahrung wie auf Grund exacter Untersuchungen, von denen aus neuester Zeit die bereits in der Einleitung erwähnten Arbeiten von Schulthess und Schenck an erster Stelle zu nennen sind, die maassgeblichen Gesichtspunkte für Construction zweckmässiger Schul- und Arbeitsbänke, wie überhaupt für die richtige Sitzhaltung des Kindes klargelegt worden sind.

Der Kunze'schen Schulbank (Chemnitz), der Schenck'schen Schulbank, Staffel's, Lorenz's, Schulthess's Arbeitsstuhl liegt das Hauptprincip zu Grunde: leichte Neigung der Tischfläche; Minus-Distanz des Sitzes zu der ersteren; geeignete, besonders der Lumbalgegend entsprechend, stützende Lehne; Unterstützung der Füsse. Dazu kommt die correcte, beide Vorderarme ungefähr gleichmässig auf die Tischfläche lagernde Haltung des Kindes beim Schreiben. Ueber den Vorzug von Steil- oder Schrägschrift, hinsichtlich der geringeren Gefahr der Begünstigung skoliotischer Haltung, sind auf Grund neuester Untersuchungen die Acten noch nicht geschlossen.

Pflege freier Leibesbewegung und zweckmässiger Leibesübungen, auch beim weiblichen Geschlecht, sind weitere Bedingungen einer wirklich zweckentsprechenden hygienischen Prophylaxe.[1])

Wenden wir uns nun zu der eigentlichen Behandlung der mehr oder weniger ausgeprägten Skoliose.

Es kann nicht meine Aufgabe sein, der Hochfluth therapeutischer Maassnahmen Rechnung zu tragen, welche jemals in der Behandlung der Skoliose empfohlen, versucht und wieder verlassen worden sind, welche zum Theil von falschen anatomischen Vorstellungen ausgingen oder einem durchaus mangelhaften mechanischen Verständnisse entsprangen.

Für mich handelt es sich nur darum, im Allgemeinen auf Grund der jetzt herrschenden anatomischen Vorstellungen und der wirklichen Indicationen entsprechenden therapeutischen Gesichtspunkte, sowie auf Grund der Kenntniss wohl aller der gebräuchlichen Behandlungsmethoden, eine Darstellung der Therapie zu geben, wie sie sich auf dem Boden eigener Erfahrung mir als rationell bewährt hat und von mir geübt wird.

Der von mir eingeführten mannigfachen Technicismen und Modificationen in der Erfüllung der gegebenen therapeutischen Aufgaben wird an den betreffenden Stellen gedacht werden.

Die allgemeinen Gesichtspunkte, von denen die Therapie auszugehen hat, sind folgende:

Die einfache skoliotische Haltung charakterisirt sich durch ihre vollständige willkürliche Ausgleichbarkeit und kommt durch Compression des concaven äusseren Randes der Zwischenwirbelbandscheibe unter Abhebelung der Gelenkcomplexe auf der convexen Seite zu Stande, Veränderungen, welche vollkommen ausgleichbar sind.

Das erste Stadium einer wirklichen Skoliose, bei der die seitlichen Deviationen der Wirbelsäule nicht mehr durch energische Inanspruchnahme

---

1) Vgl. Birch-Hirschfeld, Die Bedeutung der Muskelübung für die Gesundheit besonders der deutschen Jugend. Leipzig 1883.

der Rückenmuskeln vollkommen corrigirbar sind, entsprechen den Anfängen einer Ankylosenbildung, d. h. es besteht eine beginnende Contractur der Weichtheile auf der concaven Seite, auf Grund der durch die veränderte functionelle Belastung primär sich ausbildenden Knochenanomalieen. Mit der Zunahme der letzteren und dem asymmetrischen Wachsthum der Wirbel, mit den zunehmenden Veränderungen, wie sie analog bei der Ankylosenbildung anderer Gelenke sich abspielen, kommt es zu den charakteristischen veränderten Formverhältnissen der Wirbel und Rippen, wie wir sie im anatomischen Theil besprochen haben.

Die Aufgaben der Therapie sind daher für die erste Form: Herstellen der normalen Körperhaltung unter Zuhülfenahme der activen Muskelthätigkeit, so oft und so dauernd als dies möglich ist, Kräftigen der Körpermusculatur im Allgemeinen, wie der Rückenmusculatur im Besonderen.

Diese Aufgabe erfüllt eine sachgemässe orthopädische Gymnastik unter Bevorzugung bestimmter Uebungen für bestimmte Muskelgruppen, sowie ferner eine richtig ausgeübte Massage.

Lernt ein Kind sich nicht richtig halten, fehlt es ihm dazu an nöthigem Verständniss, Kraft oder an gutem Willen, so muss ein portativer Stützapparat nebenher die fehlerhafte Haltung des sich selbst überlassenen Kindes zu verhindern suchen.

Besteht bereits das Stadium der beginnenden Ankylosenbildung, so ist es Aufgabe der Therapie, die comprimirten Wirbelhälften zu entlasten, die einer Schrumpfung ausgesetzten Weichtheile (Bandapparate) der concaven Seite zu dehnen und in systematischer Weise den pathologischen Belastungsverhältnissen gegenüber entgegengesetzte einzuleiten, sowohl in der Form temporärer Maassnahmen, wie der möglichsten Fixirung einer solchen verbesserten antistatischen Haltung, um unter dem Einfluss derselben die Möglichkeit einer regressiven functionellen Anpassung auf Grund der corrigirten Belastungsverhältnisse zu geben.

Es sind die verschiedenen Formen des Hanges, der verticalen und schrägen Suspension, die gymnastischen wie maschinellen Umkrümmungsübungen (Redressements) und die verschiedenen portativen Stütz- wie Lagerungsapparate, welche diese Aufgaben zu erfüllen suchen.

Für die Verbiegungen der Rippen und des Thorax im Ganzen kommen dann ebenfalls bestimmte Formen des Redressements in Anwendung, welche in neuerer Zeit unter dem Begriff der „Detorsionsbehandlung" bekannt geworden sind.

Wie hat man sich nun den Einfluss unseres therapeutischen Handelns auf eine bereits ausgebildete Skoliose vorzustellen?

Auf Grund der einfachen Ueberlegung erscheint es nach den im anatomischen Theil ausgeführten Details als absolut sicher — und die praktische Erfahrung bestätigt die Richtigkeit dieser Thatsache — dass es keinerlei therapeutisches Verfahren giebt, welches die durch den modellirenden Belastungsdruck aus ihrer normalen Achsenstellung herausgedrängten und asymmetrisch gewordenen Wirbel etwa einfach in ihre normale Lage zurückzudrängen im Stande sei.

Abgesehen davon, dass die Wirbelsäule am lebenden Körper überhaupt dem Einfluss von Aussen direct wirkender drehender oder drückender Kräfte gar nicht zugänglich ist, so ist sie dies auch nur sehr beschränkt auf indirectem Wege durch Einwirkung auf die Rippen. Es würde eine ganz falsche Vorstellung sein, zu glauben, dass mit einem Druck auf den Rippenbuckel der Effect der Abflachung der Rippenbögen sich sowohl nach dem sternalen, wie nach dem vertebralen Ende nachhaltig in erheblicher Weise corrigirend geltend mache und nach dem letzteren zu sich etwa in einer direct zurückdrehenden Bewegung der um ihre sagittale Achse gedrehten Wirbel äusserte.

Die Art, wie unser therapeutisches Handeln einzugreifen im Stande ist, kann nur darin liegen, eine Fixation der Wirbel- und Rippengelenke durch Ankylosenbildung in fehlerhafter Stellung zu verhindern, die im schädlichen Sinne wirkenden Druckverhältnisse möglichst zu compensiren und dem normalen Zustand möglichst analoge Belastungszustände wieder herzustellen, damit unter dem Einfluss derselben dem asymmetrischen Knochenwachsthum Einhalt gethan und ein Wachsthum der Wirbel im Sinne einer normalen Configuration begünstigt werde.

In der Erzielung einer Körperhaltung, bei welcher die fehlerhafte Belastung auch bei aufrechter Stellung im Stehen und Sitzen möglichst aufgehoben werde, liegt demnach der Kernpunkt der ganzen Skoliosentherapie. Das ist das grosse Problem, an dessen Lösung sich zahlreiche namhafte Männer im Laufe der letzten Jahrhunderte laut der Geschichte der Medicin versucht haben. Die Schwierigkeit der Lösung desselben lag nicht allein auf technischem Gebiete, sondern in der Erwägung folgender Gesichtspunkte: Es gilt, die Behandlung der Skoliose, einer doch nur in den äussersten Fällen die Gesundheit des Gesammtkörpers, wie der lebenswichtigen Organe, in erheblicher Weise schädigenden und in erster Linie die menschliche Gestalt entstellenden Affection, in Einklang zu bringen mit dem obersten Grundsatz des denkenden Arztes: nil nocere, hier mit Bezug auf den Gesammtorganismus.

Es gilt, die obigen statischen Gesichtspunkte zur Wirkung kommen zu lassen und dabei gleichzeitig doch die freie und gesundheitsmässige Entwickelung des gesammten Körpers als wichtigsten Bundesgenossen für die Behandlung der genannten Difformität in Anspruch zu nehmen.

Hierin liegt ein Dilemna, welches vollkommen zu beseitigen nie möglich sein kann und welches es verursacht, dass unsere therapeutischen Resultate hinter dem idealen Resultate, welches man auf Grund der modernen technischen Hülfsmittel vom theoretischen Standpunkte aus vielleicht erzielen zu können annehmen möchte, erheblich zurückbleiben müssen.

Was die Einwirkung auf die Rippenbuckel betrifft, so theile ich auf Grund meiner Beobachtungen nicht den Standpunkt von Lorenz, dass unser therapeutisches Einwirken vollkommen machtlos sei. Das täglich wiederholte und durch Monate und eventuell Jahre wiederholte systematische Redressement der Rippendifformitäten, zu einer Zeit, wo dem Knochen noch die genügende Plasticität innewohnt, und zwar vor Allem das maschinelle Redressement mittelst des von mir modificirten Hoffa-Barwell'schen Apparates, ist im Stande, entschieden abflachend auf die pathologischen Rippenkrümmungen zu wirken.

Ehe wir auf die detaillirte Besprechung der einzelnen Hülfsmittel und Methoden eingehen, welche in der Behandlung der Skoliose zur Anwendung kommen, müssen einige ganz kurze Bemerkungen über die Allgemeinbehandlung vorhergehen.

Wie bereits bei der Erörterung der Prophylaxe der Skoliose betont wurde, verdient der Allgemeinzustand eines Kindes die nächstliegende Beachtung.

Es ist Pflicht, ein beginnend skoliotisches Kind, wenn es die Erscheinungen reducirter Ernährung, Anämie, nervöser Reizbarkeit, skrophulöser oder rhachitischer Diathese zeigt, unter möglichst günstige hygienische Allgemeinverhältnisse zu bringen.

Reichlicher Genuss frischer Luft, sorgfältige Hautpflege, zweckmässige Ernährung sind das Erste, was für das Kind nothwendig ist. Symptomatisch kann man geeignete Nährpräparate oder auch Medicamente, z. B. Leberthran, Phosphorleberthran, Eisenpräparate u. s. w. in Anwendung ziehen. Alle schwächlichen und vor Allem mit einer, progredienten Charakter zeigenden, Skoliose behafteten Kinder, welche bereits schulpflichtig sind, sind für eine Zeit vom Schulbesuch zu befreien, damit dem körperlichen Wohle, wie den Anforderungen einer zweckentsprechenden speciellen Behandlung voll und ganz Rechnung getragen werden kann. Die letztere kann nur, ohne zu schaden und mit Nutzen durchgeführt werden, wenn das Gesammtwohl des Kindes sorgfältig überwacht wird.

Was nun die speciellen therapeutischen Methoden und Hülfsmittel betrifft, welche für die moderne Skoliosenbehandlung in Frage kommt, so sind dies folgende:

I. Eine allgemeine, wie specialisirte Gymnastik in Verbindung mit Massage.
II. Die Suspension.
III. Das methodische Redressement.
IV. Portative Stützapparate.

Diese Eintheilung kann ebenso wenig wie irgend eine andere den Anspruch auf eine nur annähernd scharfe oder auch nur sachlich vollkommen gerechtfertigte erheben.

Das oberste Gesetz der Behandlung aber, welches sich in allen einzelnen Abarten der Methodik wiederspiegelt, ist das der Antistatik, und ich kann mich daher nicht entschliessen, eine eigene Rubrik: „antistatische Behandlung" aufzustellen, wie dies in den meisten Abhandlungen und Lehrbüchern geschieht.

Zwischen bestimmten Manipulationen, wie sie unter den Begriff der Gymnastik und andererseits wieder unter den Begriff des methodischen Redressements gehören, ist eine principielle Scheidung nicht möglich.

Unter Suspension ist im engen Sinne des Wortes nur die Entlastung der Wirbelsäule, wie sie mittelst der Glisson'schen Schwebe oder einer verwandten Vorrichtung statt hat, verstanden. Principiell aber zu trennen davon ist nicht die theilweise Suspension der Wirbelsäule, wie sie unter dem Einflusse der Hangübungen statt hat, aus Zweckmässigkeitsgründen jedoch im gymnastischen Theil ihre Stelle findet.

Einzig allein der Standpunkt, eine möglichste Uebersichtlichkeit der Besprechung zu erzielen, dürfte die vorstehende Art der Rubricirung gerechtfertigt erscheinen lassen.

I. Gymnastik.

Mit dem Eingehen auf die gymnastischen Behandlungsmethoden betrete ich als Autor ein Gebiet, das zu den unbeliebtesten und stiefmütterlich behandeltsten der wissenschaftlichen Medicin gehört.

Aus dem Contrast zwischen der Hochfluth heilgymnastischer Literatur und der geringen Würdigung, welche dieselbe in exact wissenschaftlichen Kreisen gefunden hat, resultirt für den, der es unternimmt, dieses Capitel anzuschlagen, das unbehagliche Gefühl, dass er doch verlorene Liebesmüh unternimmt und gleichsam einige weitere Eimer in das Fass der Danaiden schöpft.

Gerade die Gymnastik hat sich die Gunst der wissenschaftlichen Vertreter der Orthopädie, mit wenigen Ausnahmen, in nur sehr geringem Grade zu erwerben vermocht.

Aber, muss man hinzufügen, sie ist auch nur von Wenigen näher kennen gelernt und praktisch nachgeprüft worden. Die Methode pflanzte sich nahezu ausschliesslich technisch in der Hand von Laien und vor Allem innerhalb der schwedischen Gymnastenschule fort. Dass nun die von zum Theil ganz falschen theoretischen Gesichtspunkten ausgehende schwedische, heilgymnastische Skoliosenbehandlung — wie sie sich eigentlich ganz unverändert noch bis auf den heutigen Tag erhalten hat und wie sie der Autor selbst während seines mehrmonatlichen Studienaufenthaltes in Stockholm eingehend kennen zu lernen Gelegenheit hatte — nicht gerade geeignet war, exacte Leute für sich einzunehmen, ist von vornherein sehr verständlich.

Es ist das grosse Verdienst Schreber's und Schildbach's, auf die Einseitigkeit dieser Methode aufmerksam gemacht zu haben, und das besondere Verdienst Schildbach's, unter Beibehaltung vieles Guten aus derselben am rechten Platze, eine wesentliche verbesserte gymnastische Methode für die Behandlung der seitlichen Rückgratsverkrümmungen aufgestellt zu haben. Sein Buch und seine klaren Gesichtspunkte haben jedoch gerade in den Kreisen der engeren Fachgenossen nicht die Würdigung und das Verständniss gefunden, welche sie verdient hätten. Seine kleine Abhandlung[1]) ist nach der anatomischen, ätiologischen und therapeutischen Seite hin nach Maassgabe unserer heutigen Kenntnisse absolut unzulänglich, aber seine Ausführungen über Gymnastik sind noch heute beherzigenswerth und das System seiner Behandlung hat der Autor auf Grund nunmehriger dreijähriger Nachprüfung als das bestbewährte gefunden.

Von neuen Autoren sind es nur Hoffa und Landerer, welche sich eingehender mit der Technik der heilgymnastischen Behandlung beschäftigen.

Lorenz geht sehr oberflächlich über die Sache hinweg.

Es kann nicht der Zweck sein, an dieser Stelle eine möglichst exacte Beweisführung für den Einfluss der einzelnen Muskelgruppen auf die Stellung des Körpers im Allgemeinen, wie der einzelnen Rückenabschnitte im Besonderen, zu geben. Der Verfasser hat sich aber der Mühe unterzogen, zunächst an normalen Kindern den Einfluss der Uebungen, wie sie speciell von Schildbach für die specialisirte Skoliosengymnastik angegeben sind, zu prüfen und an einer grossen Reihe seines Skoliosenmaterials — selbstverständlich immer am vollständig entblössten Körper — nachzuprüfen. Auf Grund dieser Beobachtungen ist derselbe der Meinung, dass dieselben wichtige Hülfsmittel in der antistatischen Behandlung der Skoliose sind.

---

1) Schildbach, Die Skoliose. Leipzig, Veit & Co., 1872.

Der hypothetische Erfolg immer wiederholter Uebungen bestimmter Muskelgruppen mit Bezug auf das Verhältniss von Muskelfunction und Knochenwachsthum bleibe dabei ganz ausser Spiel.

Für sehr unglücklich jedoch halte ich die kategorisch ausgesprochene Negation Rupprecht's[1]), wenn er sagt: „Es steht für mich fest, dass sogenannte active Bewegungen auf die Form der Knochen weder eine deformirende, noch redressirende Wirkung haben können", aber nur wenig weiter unten behauptet, das sogen. „Schulterzurückdrücken", das in den gymnastischen Instituten geübt werde, flache den Rücken ab.

Der allgemein günstige Effect der Gymnastik auf Hebung des Allgemein- und Kräftezustandes des skoliotischen Kindes ist selbstverständlich von Niemand jemals in Abrede gestellt worden.

Was die Methodik der zur Anwendung gebrachten Gymnastik und die speciellere Auswahl der Uebungen anbetrifft, so ist der Verfasser der Meinung, dass die sogenannten manuellen Methoden, und zwar eine Combination von verschiedenen aus der schwedischen Heilgymnastik entlehnten Uebungen mit den von Schreber und Schildbach aus dem deutschen Turnen herübergenommenen, welche den speciellen ärztlichen Gesichtspunkten entsprechend variirt und angepasst worden sind, den Zwecken der Behandlung der verschiedenen Skoliosen am besten entsprechen.

Insbesondere ist er der Ueberzeugung, dass das Zander'sche System der vorwiegenden medico-mechanischen Behandlung, wie er es in Zander's Institut in Stockholm selbst, am unverfälschtesten durch eigene Zuthat der verschiedenen Leiter der Zweiginstitute, durchgeführt gefunden hat, wesentliche Mängel darbietet und gerade den eigentlichen Kernpunkt dessen, was die gymnastische Behandlung einer beginnenden Skoliose erreichen will, nicht trifft.

Dieser Kernpunkt ist das Wecken der Energie des Kindes und Anerziehen einer richtigen, durch Selbstcorrection mittelst der eigenen Muskeln und der als Hebel gebrauchten Extremitäten einzunehmenden Haltung.

Gerade diese Correction der Haltung aber, so verschiedenfach und so häufig als möglich täglich wiederholt, ist ja das wichtigste Mittel in der Behandlung der beginnenden Skoliosen. Die Richtungs-, Haltungs- und Selbstredressementsübungen der manuellen, und besonders der auch von mir im Princip beibehaltenen Schildbach'schen Methodik sind aber ein vollständiges Manco des Zander'schen Systems.

---

[1] Rupprecht, Ueber Natur und Behandlung der Skoliose, insbesondere der sogenannten habituellen Skoliose. Jahresbericht für Natur- und Heilkunde zu Dresden. 1884—1885.

Selbstverständlich beeinträchtigt diese Kritik in keiner Weise den Werth der durchaus zweckmässigen Lagerungs- und Redressirungsapparate, wie sie Zander construirt hat und zur Anwendung bringt.

Die Effecte der Gymnastik lassen sich darin zusammenfassen, dass sie

a) die Muskeln in gesteigertem Maasse fähig macht, eine bewegende Kraft auf die ihnen supponirten und in ihrer Stellung zu einander bewegungsfähigen Skelettheile zu äussern und diese letzteren dadurch in einer bestimmten Stellung — wenigstens für Zeit — zu einander zu erhalten;

b) durch Inanspruchnahme bestimmter Muskelgruppen bestimmte Hebelwirkungen der Muskeln und mit Hülfe derselben Haltungscorrecturen ermöglicht, andererseits aber auch durch Benutzung der Schwerkraft (bei den Hang- und Schwungübungen) direct antistatischen Einfluss zur Geltung bringt.

Die gymnastischen Uebungen, welche zur Anwendung kommen, sind sowohl active wie Widerstandsbewegungen und passive.

Es ist hier nicht der Platz, auf die Uebungen im Einzelnen und die Technik in ihrer Ausführung einzugehen, worüber man Ausführliches in den Handbüchern über Mechanotherapie wie ganz speciell in der citirten Abhandlung von Schildbach findet. Dagegen will ich kurz die einzelnen Arten der Uebungen wie sie sich zur Anwendung in der Behandlung der Skoliose empfehlen, anführen. Es sind dies:

1. Haltungs- und Richtungsübungen unter Zuhülfenahme einseitiger Muskelgruppenbelastung, mittelst Gewichten, Hanteln, Kugelstäben u. s. w.

2. Gleichseitig ausgeführte, allgemein roborirende Uebungen, einschliesslich von Athmungsübungen, sowohl in der Form von Frei- wie Geräth- bezw. Apparatübungen.

3. Hangübungen und Schwungübungen zur möglichsten Streckung der Wirbelsäule durch die eigene Körperschwere.

4. Umkrümmungsübungen oder antistatische Uebungen im engeren Sinne, unter Zuhülfenahme antistatischer Vorrichtungen, wie schiefen Sitzes, erhöhter Sohle u. s. w.

Um einen Turnus solcher zweckentsprechender Uebungen mit einem Kind ausführen zu können, gehört, abgesehen von den nothwendigen äusseren Einrichtungen, dazu ein gut geschultes, stets unter den Augen des Arztes und unter Mitwirkung desselben arbeitendes Hülfspersonal. Dass ein solches Bedingniss, in dem Sinne eines gut functionirenden Apparates, sich bilden und erhalten lässt, beweist die Geschichte der jetzt nahezu 50 Jahre bestehenden Anstalt des Verfassers als Nachfolger eines Schreber und Schildbach. Weiterhin gehört dazu das Feststellen eines richtigen Uebungsplanes, in welchem neben den gymnastischen Uebungen der Anwendung der anderweiten oben genannten Hülfsmittel, wie der Massage u. s. w., ihre richtige Stelle angewiesen wird.

Durch den Zwang der äusseren Verhältnisse gegeben, kann eine derartige orthopädisch gymnastische Behandlung auch im Hause der kleinen Patienten selbst durchgeführt werden, wenn man Jemand von den Angehörigen, resp. von den Erziehern in der Ausführung und Controle der Methode unterrichtet. Es ist aber nochmals hervorzuheben, dass eine solche Hausbehandlung sich nur für die beginnenden und leichten Formen der Skoliose eignet und auch da häufig genug nicht das leistet, was sie leisten könnte. Gerade in der Einzelbehandlung erlischt der Eifer von Gymnast und Kind nur allzu oft und allzu leicht.

In der

Massage

haben wir neben der Gymnastik ein Mittel, roborirend auf die Musculatur, besonders die langen Rückenmuskeln, einzuwirken, und wohl auch indirect auf die Ernährung der Wirbelsäule und Rippenwurzeln.

Ob und in welcher Weise eventuell durch bestimmte Manipulationen (sogenannte zitternde Drückungen) die Massage auch mehr oder weniger direct auf die Bandapparate der Wirbelsäule einwirkt, entzieht sich der directen Beobachtung und ist Gegenstand der Hypothese.

II. Die Suspension.

Unter Suspension im strengen Sinne des Wortes begreift man diejenige Methode, welche, soviel bekannt, zuerst von Glisson[1] wissenschaftlich erwähnt worden ist und darin besteht, dass die Wirbelsäule durch Zug am Kopf — eventuell bis zur vollständigen Schwebehalte — gestreckt wird. Es wird dabei die Wirbelsäule so weit gedehnt, als es die normale Elasticität der Wirbelbandcomponenten gestattet. Dass dabei, anatomischen Untersuchungen nach, eine Entfernung der Wirbelkörpermitten über die Distanz ihrer Syndesmosenkerne nicht statt hat, ist schon erwähnt, wohl aber werden seitliche Inflexionen bei normaler Elasticität der Bänder vollständig ausgeglichen und die antero-posterioren Krümmungen abgeflacht.

---

1) Glissonii De rhachitide. Tertia editio 1671.

Die Zunahme der Gesammtlänge des Rumpfes bei der Extension ist so gut wie ausschliesslich auf die Dehnung der Stammmusculatur, vor Allem in ihrem Dorsal- und Halstheil, zu setzen. Daher ist diese Zunahme der Länge des Rumpfes so gut wie ganz minimal bei der Form der Suspension im weiteren Sinne des Wortes, das ist der Selbstsuspension des Menschen durch Hang an den Händen mit gestreckten Armen. Wie mir zahlreiche Messungen ergeben haben, wird in diesem sogenannten „Streckhang" die mittelst Messband gewonnene Distanz zwischen der Gegend des zweiten Halswirbels und der Steissbeinspitze nicht oder nur wenigstens um ein ganz minimales (bis zu 1 cm) gegenüber der Länge im Stehen vergrössert.

Aus den zwei vorerwähnten physiologischen Wirkungen der Suspension am Kopfe ergeben sich sowohl die Gesichtspunkte für den Zweck ihrer therapeutischen Verwendung, wie für eine nicht unwesentliche Einschränkung ihrer Indication. Der erstere Punkt ist der, dass die Suspension durch Dehnung der contrahirten Muskeln- und Bandapparate ein Mittel zur Mobilisirung und gleichzeitig auch Entlastung der falsch belasteten Wirbelsäule ist; der letztere Gesichtspunkt, dass die Suspension die antero-posterioren Krümmungen abflacht und daher nicht leichtsinnig und schematisch ohne wirkliche Indicationen, besonders bei an sich schon flachen Rücken, angewendet werden soll.

Die Suspension erfolgt jetzt nicht mehr in der Gestalt der einfachen Glisson'schen Schwebe, sondern wohl ausschliesslich mittelst der von Sayre in neuerer Zeit verbesserten Vorrichtung, bei welcher die Extension nicht nur am Kopf statt hat, sondern auch gleichzeitig Schlingen unter die Arme herumgreifen. Die Form der Kopfhalter ist dabei eine sehr verschiedene, wenn auch nicht gleich zweckmässige. Es ist bei derselben darauf zu achten, dass Kinn und Hinterkopf eine sichere und doch nicht drückende Stütze finden und der Druck gegen den Unterkiefer behufs Vermeidung neuralgischer Schmerzen möglichst ausgeschaltet wird.

Die senkrechte Suspension wird angewandt einmal, um sich diagnostisch einen Aufschluss darüber zu verschaffen, inwieweit die Wirbelsäule noch mobil und die Inflexionen derselben unter dem Einfluss des Zuges des Körpergewichtes ausgleichbar sind; weiterhin zu dem Zweck der therapeutischen Correction. Betreffs des letzteren Gesichtspunktes bildet sie einen integrirenden Bestandtheil der zuerst von Sayre eingeführten Methode der amovibeln Corsetbehandlung und wird ausserdem geübt als Selbstzweck, um, wie oben erwähnt, die verkürzten Bänder zu dehnen und die Wirbelsäule zu entlasten. Zu diesem Behufe bringt man die betreffenden Kinder, ein bis mehrere Mal täglich, anfangs nur

88 Therapie.

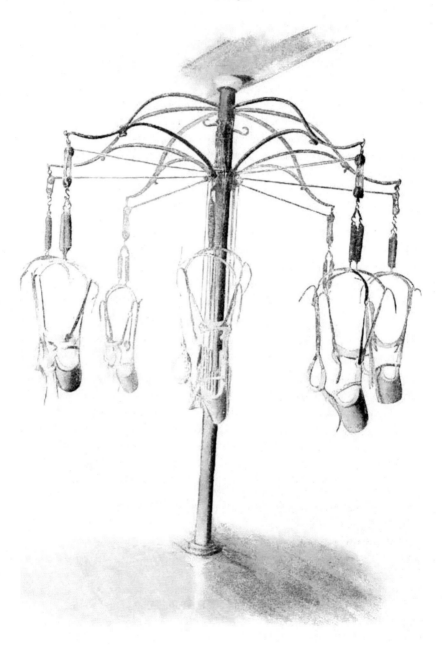

Abbildung 31.

Die Suspension. 89

wenige Minuten und erst allmählich längere Zeit (7—15 Minuten), in Suspensionsstellung, d. h. aber nur so weit, dass sie mit den Fussspitzen noch den Erdboden berühren.

Zur anhaltenderen Anwendung dieses Verfahrens, wie zur gleichzeitigen Ausführung desselben, bei einer grösseren Anzahl von Patienten empfiehlt sich die Kunde-Löffler'sche sogenannte Gehmaschine, welche sich dem Verfasser ausgezeichnet bewährt.

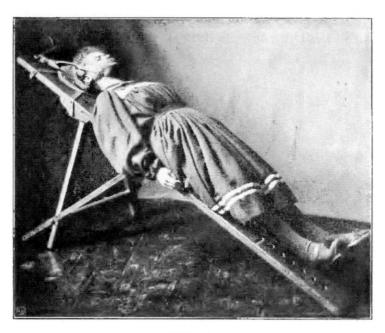

Abbildung 32.

Die beigefügte Abbildung (vgl. Fig. 31) erläutert den Apparat am besten. Die Vortheile desselben bestehen darin, dass die Suspension, zufolge der Möglichkeit einer Ortsfortbewegung im Kreise und einer mittelst Spiralfeder elastisch ausgeübten Suspension längere Zeit als die sonst üblichen Methoden ertragen wird. Dazu kommt, dass man mittelst einer plattenförmigen Vorrichtung, in der Wölbung ungefähr entsprechend der Form eines mässigen Rippenbuckels, und mittelst eines in diagonaler Richtung dieselbe nach vorn zu an den Körper anziehenden und gleichzeitig die der dorsalen Hauptkrümmung entgegengesetzte (sogenannte hohe) Hüfte belastenden Schrot- oder Sandsacks, eine weitere ganz zweckentsprechende redressirende Correctur der Haltung ausüben kann.

Für eine noch längere Extensionsbehandlung, als in der verticalen Form, eignet sich die Suspension auf der sogenannten schiefen Ebene, einem der wohl allgemein eingeführtesten Skoliosenapparate (vgl. Fig. 32.)

Weiterhin wird die Suspension in Verbindung mit redressirenden und auch sogenannten detorquirenden Vorrichtungen in der Gestalt verschiedenfacher Apparate verwendet, wie sie weiter unten noch, im nächsten Abschnitt, Erwähnung finden werden.

III. Das methodische Redressement.

Unter Redressements versteht man manuell oder maschinell ausgeführte Manipulationen, welche zum Zweck haben, sowohl die seitliche Inflexion der Wirbelsäule, wie vor Allem die Verbiegungen der Rippen und die Verdrehungen der diagonalen Durchmesser des Beckens, wie des Thorax zu einander nach Möglichkeit auszugleichen und durch die systematische Art ihrer Anwendung mobilisirend auf die bereits fixirten Skoliosen zu wirken.

Die Einwirkung der Redressements ist theilweise eine nur momentane, theilweise eine längere Zeit andauernde; zum Theil mehr eine federnde, zum Theil eine durch bestimmte Zeit hindurch constant wirkende.

a. Manuelle Redressements.

Dieselben werden in drei Stellungen ausgeführt und sind folgende:

Drücken im Bogenstand.

Der Patient steht dabei, die Füsse vorgestellt, mit den Händen in Horizontalhöhe der Arme an einer Querstange sich festhaltend, den Rumpf nach hinten durchgebogen und somit den Rücken gewölbt, wobei die seitlichen Deviationen der Wirbelsäule, wie die Krümmungen der Rippen besonders deutlich hervortreten. In den gestreckten Beinen und Armen sich stemmend, die Rumpfmusculatur aber möglichst schlaff lassend, wird der Patient dem redressirenden Druck unterworfen. Die Hände des Arztes werden dabei verschieden angelegt. Handelt es sich um die Correctur einer einfachen seitlichen Inflexion, so wird, wenn es sich z. B. um eine rechtsseitige solche handelt, die linke Hand des Arztes auf die linke Hüfte des Patienten gelegt, die rechte in die rechte Seite des Patienten, entsprechend der Höhe der seitlichen Ausbiegung. Nun führt die letztere Hand in kurzer Folge seitlichen kräftigen Druck aus, so weit als möglich die rechtsseitige Krümmung in eine entgegengesetzte verwandelnd, und auf der Höhe des Drucks einen Augenblick verweilend.

Besteht gleichzeitig ein rechtsseitiger Rippenbuckel, so wird die Fläche der rechten Hand auf die Höhe des Rippenbuckels, so viel als möglich von demselben bedeckend, aufgelegt und drückt nun senkrecht gegen denselben, nach Kräften die Wölbung des Rippenbuckels abflachend, gleichzeitig aber dabei mit den Fingern einen gewissen Druck in der entgegengesetzten Richtung der seitlichen Flexion mit ausführend.

Die linke Hand (gemeint ist immer die des Arztes) hält die linke Hüfte und Lumbalregion des Patienten fest und kann durch das gegen das entsprechende Bein des Patienten gesetzte linke Bein in ihrer den Unterkörper des letzteren fixirenden Function noch verstärkt werden.

Besteht eine linksseitige Gegenkrümmung, so sucht die linke Hand ihrerseits umkrümmend auf das Lumbalsegment der Wirbelsäule zu wirken. Bei bestehender Doppelkrümmung werden dann beide Hände gleichzeitig gegen einander geführt.

Drücken im Streckhang.

Der Patient hängt im Streckhang, mit den Händen am besten an den Sprossen einer sogenannten schrägen Leiter, so hoch, dass sein Rücken in bequemer Handhöhe des Drückenden sich befindet. Der Letztere steht hinter dem hängenden Patienten und führt nun das den Umständen entsprechende Redressement aus, während eine assistirende Person von vorn her das Becken des Hängenden nach Möglichkeit fixirt. Das Redressement selbst geschieht analog den für den Bogenstand beschriebenen Manipulationen. Bei einfachen seitlichen Inflexionen erfolgt die Umkrümmung durch einfach lateralwärts gerichteten Druck, welcher möglichst auf der Höhe der Convexität der Krümmung, wie überhaupt möglichst direct auf das von der Krümmung ergriffene Wirbelsäulensegment einzuwirken sucht. Bei doppelseitigen Krümmungen wird in entsprechender Weise wie beim Drücken im Bogenstand verfahren; ebenso bei den dorsalen Krümmungen mit Rippenbuckel, bei welchen der redressirende Druck möglichst senkrecht gegen die Höhe der Convexität drückt, gleichzeitig aber eine Umkrümmung der Wirbelsäule im entgegengesetzten Sinne der Inflexion anstrebt.

Dem in kurzer Folge zwei- bis dreimal, eventuell auch öfter, ausgeführten Redressement im Streckhang folgt dann das

Drücken im Bogenstemmhang.

Während die vorbeschriebenen Manipulationen im Streckhang in erster Linie geeignet sind, die Umkrümmungen der seitlichen Inflexionen vorzunehmen, bietet der Bogenstemmhang die geeignetste Ausgangsstellung zum manuellen Redressement der Rippenkrümmungen.

Das betreffende skoliotische Kind geht in der Weise aus dem Streckhang in den Bogenstemmhang über, dass es an der bezeichneten, schrägen Leiter die Beine nach vorn gegen die Sprossen zu schwingt und so aufsetzt, dass die gegen letztere gestemmten Beine mit dem, durch die senkrecht hochgestreckten Arme verlängerten Oberkörper einen rechten Winkel bilden. Die Ausführung der Drückungen geschieht in derselben Weise, wie sie für den Bogenstand beschrieben worden sind, nur ist dabei streng darauf zu achten, dass das Kind die Beine im Knie stramm gestreckt hält. Um ein Abheben der Leiter vom Fussboden zu verhüten, ist nothwendig, dass dieselbe von vorn durch eine dritte Person fixirt wird.

b. Maschinelle Redressements.

Die Bestrebungen, redressirend auf die grob wahrnehmbaren Veränderungen, wie sie sich bei der Skoliose darbieten, mittelst bestimmter Apparate und maschineller Vorrichtungen einzuwirken, gehen in der Geschichte der Medicin auf über 250 Jahre zurück, und es ist bemerkenswerth, dass eben das therapeutische Bestreben in der Construction von Apparaten sich vorwiegend erging, während das Zuhülfenehmen der menschlichen Kraft im Sinne der weit individueller abstufbaren und leichter zur Verfügung stehenden manuellen Redressements erst weit später statt hatte und eigentlich erst durch Schildbach die oben beschriebene systematische Ausbildung erfuhr.

Wer sich des Genaueren über diese Verhältnisse zu orientiren wünscht, dem sei die überaus sorgfältige und vollständige Arbeit von Ernst Fischer[1]) empfohlen, in welcher alle die historischen Daten und Thatsachen zusammengestellt sind.

Die mechanischen Gesichtspunkte, von welchen man ausging, und die Art und Weise, in welcher man statische wie dynamische Principien dabei in Anwendung brachte, sind sowohl ihren Modificationen nach ausserordentlich zahlreich, wie ihrer Werthigkeit nach verschieden.

In erster Linie sind es bestimmte Lagerungsapparate, bei denen entweder durch die Schwerkraft des Körpers oder durch elastischen, wie constanten Zug, oder federnden Druck eine redressirende Einwirkung auf die seitliche Inflexion, wie vor allen Dingen auch auf die Rippenbuckel auszuüben gesucht wird.

Ausser in liegender Stellung versuchte man die Difformitäten in aufrechter Stellung des Oberkörpers, sitzender wie stehender, resp. suspendirter, zu beeinflussen.

---

1) Ernst Fischer, Geschichte und Behandlung der seitlichen Rückgratsverkrümmungen. Strassburg 1885.

Die Einwirkung der Redressements geschieht entweder in der Form von constant wirkendem oder labilem, d. h. im Wechselspiel von Kraftwirkung und Nachlassen bestehendem, Druck oder Zug.

Auf diesem Gebiet der Apparatbehandlung haben nun die letzten Jahre, sowohl in principieller wie auch in technischer Beziehung, entschieden Fortschritte gebracht, einmal darin, dass man lernte, den elastischen Zug resp. constanten Druck in wirklich zweckentsprechender Weise und Richtung auf die Krümmungen einwirken zu lassen, und andererseits auch auf die Bekämpfung der sogenannten Torsionserscheinungen sein Augenmerk richtete.

Diese sogenannte Detorsionsmethode stellt in der That einen Fortschritt dar und hat ihren weittragenden Einfluss auch auf das Gebiet der später zu besprechenden Stützapparate, besonders bezüglich der sogenannten Detorsionscorsets, geltend gemacht.

Das, was wir durch diese Detorsionsvorrichtungen erzielen, sind zum Theil im drückend abflachenden Sinne (mit Bezug auf die Rippenbuckel), zum Theil aber auch in wirklich drehendem Sinne ausgeführte Veränderungen der pathologischen Form des Rippenkorbes, wie der pathologischen Stellung von Becken und Thorax zu einander.

Wenden wir uns jetzt zunächst zu den redressirenden Lagerungsapparaten.

Für alle dieselben sei als der leitende Grundsatz vermerkt, dass der Zug oder Druck nur bei reiner seitlicher Inflexion seitlich auf die Wirbelsäule, resp. den Thorax treffen, die Bekämpfung der Drehung des Rippenkorbes aber und der Rippenbuckel nur in der Weise stattfinden darf, dass der Druck, Zug u. s. w. senkrecht auf die Höhe des Rippenbuckels wirkt, also in einer Diagonalachse angreift.

Es kommt hier zunächst als einfachste Lagerungsvorrichtung der sogenannte Wolm in Frage.

Merkwürdiger Weise wird derselbe in einigen Handbüchern als der sogenannte „Lorenz'sche Wolm" bezeichnet. Diesbezüglich ist zu bemerken, dass keineswegs etwa Lorenz diesen Apparat in die Therapie der Skoliose eingeführt hat, sondern dass dieser in der schwedischen Heilgymnastik schon von den ersten Zeiten an Verwendung fand und auch von Schildbach jederzeit zu den seitlichen Umkrümmungsübungen benutzt worden ist.

Ich selbst gebe den Apparat anbei in einer Abbildung, wie ich ihn nach eigener Modification in meiner Anstalt zu benutzen pflege (Abb. 33).

Ein grosses Verdienst um die Construction zweckmässiger Lagerungsapparate hat sich Gustav Zander erworben.

94 Therapie.

Der sogenannte Seitenhangsapparat K1, der sogenannte Seitendruckapparat K2 und der gleich hier mit zu erwähnende, streng genommen

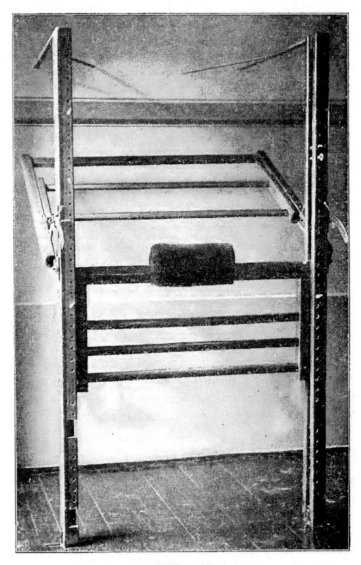

Abbildung 33.

mit unter die Reihe der sogenannten Detorsionsapparate gehörige Brustkorbdreher K3, sind werthvolle Bereicherungen der Skoliosentherapie.

Ein für bestimmte Formen immerhin geeigneter, einfacher Apparat ist der sogenannte Lonsdalesche Seitenlagerungsapparat, besonders in der Modification von Busch brauchbar (vgl. Abb. 34). Eine Combination von Selbstsuspension und dadurch bedingter Streckung der Wirbelsäule mit Druck gegen vorhandene Rippenbuckel und den Längswulst der Lendengegend soll der Beely'sche sogenannte „Apparat zur gewaltsamen Geraderichtung der Wirbelsäule" darstellen, wie er von Hoffa empfohlen wird und auch in dessen Lehrbuch[1]) abgebildet ist.

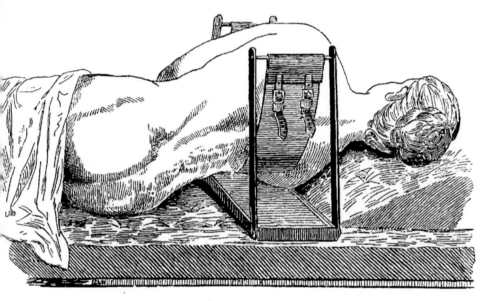

Abbildung 34.

Ich selbst kenne den Apparat zwar aus eigener Anschauung, aber nicht aus eingehenderer Prüfung. Indess scheint mir doch der Einwand gegen ihn nicht unberechtigt, dass wenigstens der Gegendruck gegen die Rippenconvexitäten nicht in der geeigneten Weise zur Geltung kommt, weil durch die bogenförmige Rückwärtsstreckung des Körpers die Angriffspunkte der Rippenconvexitäten ganz andere sind, als den Verhältnissen bei aufrechter Haltung entspricht.

Demselben Gedanken, wie die vorbeschriebenen Apparate ihn kennzeichnen, d. h. durch eine gegebene Zeit hindurch und zwar durch eine möglichst lange, einen redressirenden Druck sowohl gegen die seitlichen

---

1) Hoffa, Lehrbuch der orthopädischen Chirurgie, 2. Aufl. 1892.

Inflexionsstellungen, wie die veränderten Niveauverhältnisse des Rückens herzustellen, verdanken diejenigen Apparate ihre Entstehung, welche als sogenannte **Streckbetten und Nachtlagerungsapparate** in der Skoliosentherapie Verwendung gefunden haben.

Wie der Name besagt, versuchte ein Theil dieser Apparate thatsächlich durch Extension der Wirbelsäule in horizontaler Lage ausgleichend auf die Inflexionen zu wirken und nun zum Theil ausserdem noch durch seitliche Druckpelotten oder seitliche wie spiralige Züge redressirend auf die Rippenwölbungen, bezüglich die Lendenkrümmung, zu wirken.

Von der in der Abhandlung von E. Fischer als erstes Streckbett bezeichneten Vorrichtung Venel's (1788) an datiren diese Lagerungsapparate.

Das Heine'sche Streckbett (um 1821) wurde für lange Zeit ein Prototyp für gleichzeitig angebrachte Druck- und Zugvorrichtungen, welche in mannigfacher Modification für derartige Lagerungsbetten Verwendung fanden. Ich gebe in der Abbildung 35 die Modification desselben durch Schildbach wieder.

Dieselbe ist schon im eigentlichen Sinne des Wortes kein Streckbett mehr, da die Extension am Kopfe wegfällt, und der Apparat ist mehr eine Art Lagerungsvorrichtung zur Anwendung von federndem Zug und Druck.

Man hatte die Erfahrung gemacht, dass die Extension am Kopfe im Liegen eigentlich eine unnöthige Grausamkeit sei, da ja der schädliche Einfluss der pathologischen Belastung der Wirbelsäule an sich in Rückenlage aufgehoben ist und mit der Extension für den Nachtgebrauch eine entschieden schwere Beeinträchtigung des Wohlbefindens der jungen Patienten verknüpft war.

Den letztgenannten Lagerungsapparat in der Schildbach'schen Modification, aber ohne die Extensionsvorrichtung für den Unterkörper, wie sie in vorstehender Abbildung noch ersichtlich ist, wende ich auch jetzt noch in einer Reihe von Fällen, sowohl für den Tag-, wie für den Nachtgebrauch an.

Ich kann nur sagen, dass er sich mir als zweckmässige Vorrichtung, die Kinder sowohl für Stunden am Tag, wie in geeigneten Fällen für die Nacht, in einer correcten Rückenlage zu erhalten, durchaus bewährt hat.

Den seitlichen Zügen schreibe ich allerdings mehr einen, die sichere Lagerung unterstützenden als redressirenden Einfluss zu, obwohl bei jüngeren Kindern mit geringerer Körperschwere doch auch eine Schwebehaltung der convexen Rückenpartie auf der elastisch-federnden Lederpelotte zu erzielen ist.

Den Vorwurf, dass die Fixation für die Rückenlage bei den betreffenden Vorrichtungen eine ungenügende sei, kann ich als für einigermaassen gut-

Maschinelle Redressements.

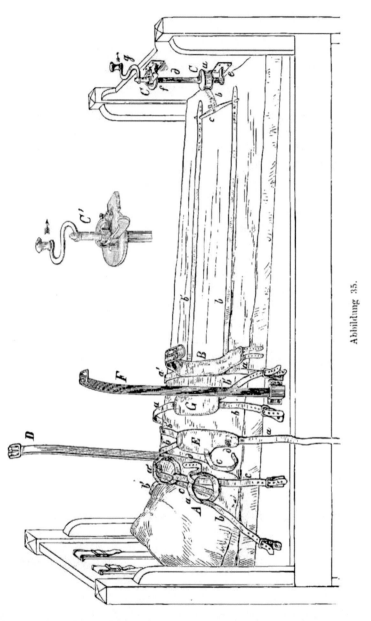

Abbildung 35.

willige und vernünftige, nicht zu junge Kinder als unbegründet zurückweisen. Für ganz kleine und sehr unruhige Kinder eignet sich der Apparat selbstverständlich nicht.

Zweimaliges Liegen am Tage, etwa eine Stunde lang, und zwar jedesmal nach den vorangegangenen gymnastischen oder anderweitigen orthopädischen Maassnahmen, und eventuell auch Schlafen in der betreffenden corrigirten Rückenlage halte ich für eine ganze Zahl, selbstverständlich mobiler, Skoliosen durchaus zweckentsprechend.

In neuerer Zeit ist nun für die Technik der Lagerungsapparate und zwar der zum nächtlichen Gebrauch bestimmten ein nicht unerheblicher Fortschritt zu verzeichnen.

Ebenso wenig wie die früheren Vorrichtungen können dieselben allerdings meiner Ueberzeugung nach, ausser bei den frühkindlichen und eventuell späteren ganz incipienten Formen, durch directe Umkrümmungen der seitlichen Inflexionen, im eigentlichen Sinne rückbildend auf schon vorhandene Difformitäten und besonders Rippenbuckel wirken, wohl aber prophylaktisch, indem sie Stellungen verhindern, welche die seitlichen Abweichungen der Wirbelsäule, wie die Thoraxverbiegungen begünstigen könnten.

Für die Technik der Anfertigung solcher Lagerungsbettchen sind vorbereitend anzusehen die Erfindung des amovibeln Gypsverbandes und das Wiederanwenden des elastischen Spiralzuges.

Dass an sich der spiralige und elastische Zug nicht erst eine Erfindung etwa Barwell's ist, das beweist ein ebenfalls in Fischer's Abhandlung abgebildeter Apparat von Tamplin aus dem Jahre 1848.

Es ist Adolf Lorenz's Verdienst, die Technik der Anfertigung solcher sogenannten Detorsionsbetten in zweckmässiger Weise in die Therapie der Skoliose eingeführt zu haben.

Im Nachfolgenden sei die Technik dieser Lagerungsbetten gegeben, wie sie sich mir in der Praxis herausgebildet hat und in mannigfacher Weise modificirt worden ist.

Technik der Anfertigung von sogenannten Seitenzug- und Detorsionsbetten.

Das betreffende Kind wird auf flachen Operationstisch auf den Bauch gelagert und die seitlichen Inflexionen der Wirbelsäule durch Zug an Kopf und Füssen möglichst ausgeglichen. Die seitlich vom Thorax abgespreizten Arme hängen mit den Unterarmen beiderseits schlaff herab. Eine richtige, gut ausgeglichene Lage und nicht zu tiefe Respiration sind Vorbedingungen für die zunächst anzufertigende Modellform. Diese letztere wird in der Weise hergestellt, dass ein der Länge und Breite des Rückens des Kindes entsprechendes, und zwar vom siebenten Halswirbel bis unterhalb der Glutäalpartie reichendes Stück hydrophilen Mulls mit Gypsbrei von bestem rasch erhärtenden Gyps durchtränkt wird und gut ausgestrichen auf den eingefetteten Rücken des Kindes direct auf die Haut gelegt wird. Nur bei besonders spitzem Hervortreten der Höhe des Rippenbuckels kann man über denselben eine kleine Schicht Lagerwatte legen. Es ist zu bemerken, dass zu beiden Seiten des Rumpfes das Tuch bis in die Ebene der Lagerungsfläche herabreichen muss, um hier seitlich abgebogen zu werden. Das nach vollständigem Erhärten abgenommene, auf diese Weise gewonnene Gypsnegativ kann nun entweder selbst mit als Grundlage für das Lagerungsbett verwendet oder mit Gypsbrei ausgegossen werden und so nur als Form zur Herstellung eines Gypspositivs dienen.

Ich ziehe jetzt den ersteren Weg stets vor. Die dünne Gypsschale wird entsprechend der Hals- und Achselhöhlengegenden ausgeschnitten, so dass ein Druck oder eine Reibung ausgeschlossen ist, sodann mit einer gesättigten Chromsäurelösung, nach vorherigem vollständigem Trockensein, zwei- bis dreimal ausgepinselt, um widerstandsfähig gegen die Ausdünstungsfeuchtigkeit des Körpers zu werden, und am besten nach abermaligem Trocknen dieses Anstriches noch mit einer spirituösen Schellacklösung von innen und aussen bepinselt. Nunmehr wird die Schale von aussen her durch je zwei bis drei Lagen von Schusterspahn und Mullstreifen, welche mit bestem kölnischen Leim getränkt sind, verstärkt. Nach vollständigem Trocknen dieses Gypsleimholzverbandes ist derselbe steinhart und doch federleicht.

Nunmehr bezeichnet man sich an der Schale die richtige Länge und den richtigen Sitz, resp. die entsprechende Richtung der Achselschnallen, des breiten Leibgurtes und der seitlichen Züge, resp. den Anfangs- und Endpunkt des elastischen Detorsionszügels. Dann werden die betreffenden Gurte und Riemen durch die Schale durchgenäht und die als Befestigungspunkte für die seitlichen Züge dienenden Stahlbügel, deren obere Theile zufolge angebrachter Charniere beim Hineinlegen des Kindes nach aussen umklappbar sind, angenietet. Nur die letztere Arbeit braucht man durch einen berufsmässigen Arbeiter in seiner Bandagenwerkstatt ausführen zu lassen, während im Uebrigen das ganze Lagerungsbettchen, einschliesslich der gleich zu besprechenden Garnirung von jeder gut eingearbeiteten Pflegerin hergestellt werden kann.

Nunmehr wird das Lagerungsbett innen mit einer Schicht dicken Filzes ausgekleidet, wobei die eingenähten Gurte, Züge u. s. w. durch entsprechende Schlitze hindurchtreten.

Unter Berücksichtigung des gleichen Gesichtspunktes wird dann das ganze Lagerungsbett innen wie aussen mit Tricot überzogen und an den Rändern mit dünnem Leder (am besten französischem sogenannten gespaltenem Schafleder) eingefasst. Als Klebemittel dient Fischleim.

Die so hergestellten Lagerungsbetten sind ausserordentlich leicht, äusserlich sehr gefällig und in jedes Bett einlegbar. Es empfiehlt sich, um ein Schaukeln des Kindes mit demselben im Bett zu verhindern, den Apparat auf ein einfaches Holzgestell zu bringen, wie es das erste der beiden abgebildeten Lagerungsbetten zeigt (vgl. Abb. 36).

Wie schon erwähnt, ist das Princip der angebrachten Züge ein verschiedenes. Für beginnende Fälle mit seitlicher Inflexion, wie besonders für die rhachitischen Formen der ersten Lebensjahre empfiehlt sich der spiralige elastische Zügel, wie ihn die erstere der beiden Figuren zeigt (vgl. Abb. 36), zum Zwecke der möglichsten Umkrümmung der bestehenden Deviationen.

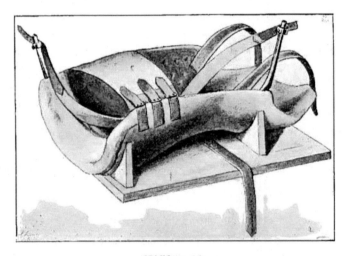

Abbildung 36.

Der günstige Erfolg des Apparats bei fleissiger Anwendung, auch stundenweise am Tage, ist in vielen Fällen ein geradezu überraschender.

Es ist selbstverständlich, dass die eigentliche Schale selbst unter Wiederbenutzung der übrigen Materialien nach bestimmter Zeit entsprechend den Wachsthumsverhältnissen der Kinder erneuert werden muss.

Für diejenigen Fälle mit ausgesprochenem Rippenbuckel und Lendenwulst bevorzuge ich die seitlichen Züge unter Anbringung übergeschobener Lederpelotten für die Höhe der Convexitäten (vgl. Abb. 37).

Durch verschiedene Länge und Krümmung der die Züge von der anderen Seite her fassenden Haltebügel kann man sehr wohl erreichen, dass die Höhe der Convexitäten einer ständigen, elastischen Zugdruckwirkung unterliegen. In einfachster Ausstattung gehalten lassen sich die

Apparate so preiswerth herstellen, dass sie auch für die einfachere, wie auch für die poliklinische Praxis Verwendung finden können.

Nach der Besprechung der, meiner Ueberzeugung nach im Vorstehenden gekennzeichneten hauptsächlichen Lagerungsvorrichtungen wenden wir uns zu denjenigen Apparaten, welche redressirend auf den Patienten in sitzender Stellung zu wirken bestrebt sind.

Auch hier lehrt uns ein historischer Rückblick, dass es etwas ganz Neues unter der Sonne nicht leicht giebt und dass die Anfänge der jetzt noch immer wiederkehrenden Constructionsprincipien weit zurückreichen.

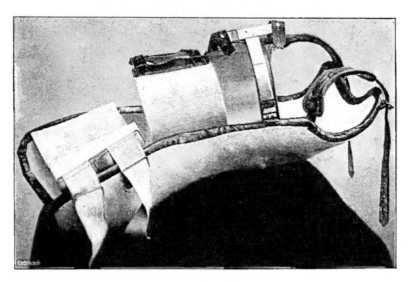

Abbildung 37.

Ich kann es mir aus diesem Grunde nicht versagen, den „Fauteuil von Levacher de la Feutrie" vom Jahre 1768 in Abbildung 38 wiederzugeben, welchen E. Fischer als den ersten, ihm in der Literatur aufstossenden Seitendruckapparat bezeichnet und der sehr an einen Apparat erinnert, der erst kürzlich wieder, wenn auch technisch vervollkommnet, empfohlen worden ist. Von neueren Apparaten ist zunächst als einfache antistatische Vorrichtung der ungefähr gleichzeitig von Barwell und Volkmann eingeführte schiefe Sitz zu erwähnen, anwendbar für die Fälle, wo eine Schiefstellung des Beckens vorhanden ist, und für alle jene Fälle von Doppelkrümmung, wo die Skoliose mobil ist.

Den Gedanken, die Wirkung der schiefen Sitzvorrichtung noch durch seitlichen Druck und bestimmte Haltung des Patienten zu unterstützen, brachte Zander zur Ausführung in Gestalt seines sogenannten Redressirungsstuhles K 4, den ich ebenfalls in etwas modificirter Gestalt verwende (Abb. 39).

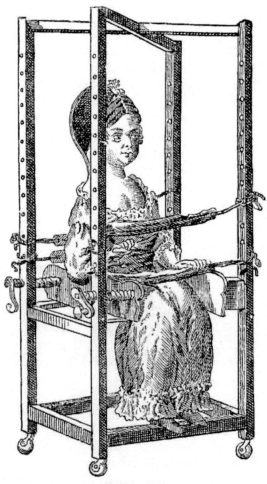

Abbildung 38.

Barwell war es, welcher auf die Idee kam, durch wechselnden Zug umkrümmend und gleichzeitig auch mobilisirend auf die Wirbelsäule zu wirken. Unter Fixirung von concavseitiger Schulter und lumbal convexseitiger Beckenhälfte wurde ein rein seitlicher Zug auf die convexe Rückenpartie ausgeübt. Den sofort in das Auge springenden Mangel dieses Verfahrens für alle, nicht nur eine blosse seitliche Inflexion, sondern vor allen

Dingen auch Rippenverbiegungen repräsentirenden Fälle beleuchtet Hoffa treffend, wenn er in seinem Buche sagt: „Bei der Barwell'schen Anordnung wirkt der Flaschenzug im Sinne einer Vermehrung des Rippenbuckels." Hoffa gebührt das Verdienst, die sehr richtige Idee Barwell's in bereits zweckmässigerer Weise modificirt zu haben. Er construirte einen

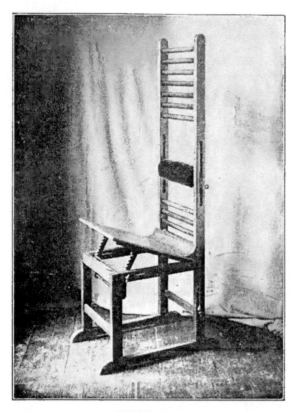

Abbildung 39.

Holzrahmen, in dessen Längsdurchmesser auf einem stellbaren Sitz das betreffende Kind Platz nimmt, nunmehr — was unterstützend sehr wichtig ist — nach oben suspendirt wird, an Schultern und Becken nach hinten zu fixirt wird. Hoffa lässt nun einen Pelottendruck von hinten her gegen die Convexität des Rippenbuckels wirken.

Aber auch diesem Apparat in der vorstehend beschriebenen Construction haften bestimmte Mängel an, welche mich danach streben liessen, dieselben zu beseitigen.

104 Therapie.

Einmal ist man mit dem Hoffa'schen einfachen Rahmen nicht in allen Fällen in der Lage, das Haupterforderniss, senkrecht auf die Höhe des Rippenbuckels zu wirken, zu erfüllen, und zweitens fehlt ein zweckentsprechender Gegendruck auf den vorderen Rippenbuckel, durch welchen der Thorax diagonal von hinten und vorn gleichzeitig federnd umgekrümmt werden könnte.

Ich glaube, dass es mir gelungen ist, gerade diese Aufgaben zu erfüllen und einen recht brauchbaren Apparat construirt zu haben. Es

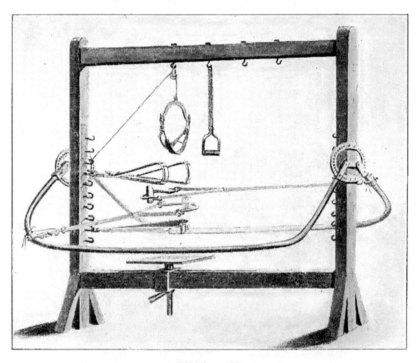

Abbildung 40.

galt, für eine vordere Pelotte und eine hintere Pelotte eine Fixationsvorrichtung anzubringen, welche gestattete, rasch in jeder Höhe und in jeder Diagonalrichtung, um die Höhe der Krümmung der Thoraxreifen zu treffen, den Fixationspunkt der Pelotten einzustellen.

Wie aus den beiden Abbildungen (Abb. 40 und 41) hervorgeht, habe ich dies dadurch erreicht, dass ich an zwei Fixationskreisbügeln zwei grosse seitliche ovoide Bügel stellbar anbrachte, an welchen letzteren wiederum die

Gleitschrauben zur Einhängung der Pelottenflaschenzüge sich befinden. Die Abbildungen zeigen den Apparat in gedachter Einstellung und in thatsächlicher.

Die Anwendung des Apparates geschieht in der Weise, dass die

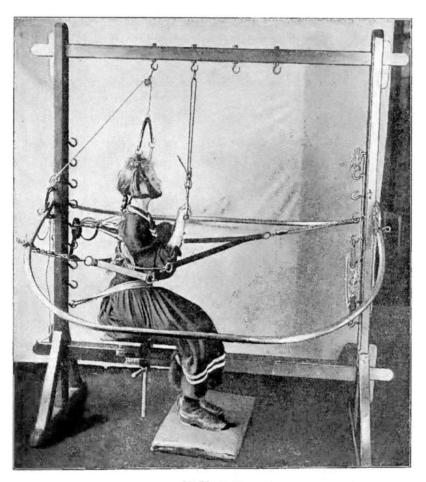

Abbildung 41.

hintere oder Hauptpelotte durch Zug mit relativ grosser Gewalt gegen die Höhe des Rippenwinkels, in der Abbildung 41 z. B. rechts, herangepresst wird. Die vordere oder Gegenpelotte verhindert ein Ausweichen der Thoraxwölbung nach vorn links; ein Assistent, welcher die rechte Schulter des im Apparat befindlichen Kindes fixirt, verhindert, dass dasselbe etwa die rechte Schulter hochzieht oder nach links ausweicht und so einen Theil des gewollten Effectes zu nichte macht. Leicht wäre es auch hier, irgend welche maschinelle Fixation eintreten zu lassen, doch halte ich gerade eine controlirende Hand für sehr wünschenswerth.

Die Hauptpelotte wird nun kräftig angezogen, dadurch der rechtsseitige Rippenkorb stark abgeflacht und auch nach vorn gedreht und somit eine Drehung des Thorax gegen das Becken ausgeführt. Durch Anziehen und Nachlassen übt man einen mobilisirenden Einfluss auf die Endgelenk-

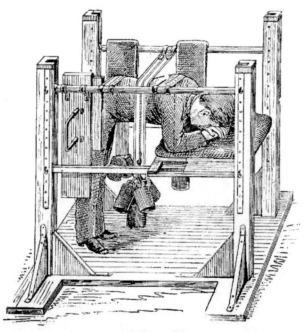

Abbildung 42.

verbindungen der Rippen und damit weiterhin am vertebralen Ende auch auf die Bandapparate der Wirbelsäule aus.

Der Apparat ist also ein Mobilisations-, Redressirungs- und gleichzeitig auch ein Detorsionsapparat in dem von mir vorbezeichneten Sinne. Ich kann nur sagen, dass er sich mir in nunmehr zweijähriger Prüfung durchaus bewährt hat und dass ich ihn nicht mehr entbehren möchte. Dass unter dem redressirenden Druck auch eine Streckung und Hebung der Wirbelsäule statt hat, wird klar dadurch bewiesen, dass das im Beginn der Sitzung auf das Aeusserste suspendirte Kind nach Anziehen der Druckpelotte locker in seiner Suspensionsschwebe hängt (ohne etwa dabei vom Sitz abgehebelt zu werden) und die Kopfschwebe noch nachträglich mehr in die Höhe gezogen werden muss.

Nach einleitender zehn- bis zwölfmaliger Zuganwendung fixirt man die Druckpelotte auf der Höhe derjenigen Correctionsstellung, welche vom

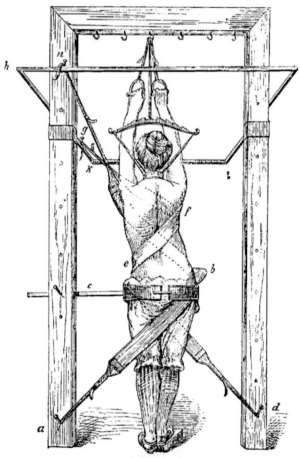

Abbildung 43.

Kind ertragen werden kann, lässt diese zuerst drei und nach und nach bis etwa zu zehn Minuten Dauer oder auch länger inne halten und beendet die Sitzung mit einigen nochmaligen redressirenden Zügen.

Die Kinder vertragen den Apparat bei richtiger Anwendung und allmählicher Gewöhnung durchweg gut, und nur auf der Höhe der Correctionsstellung tritt in allen schwereren Fällen beengte Athmung auf, wie etwa auch bei der seitlichen Suspension am Wolm.

108   Therapie.

Es erübrigt nun noch, derjenigen Apparate zu gedenken, bei denen der stehende Körper Gegenstand der

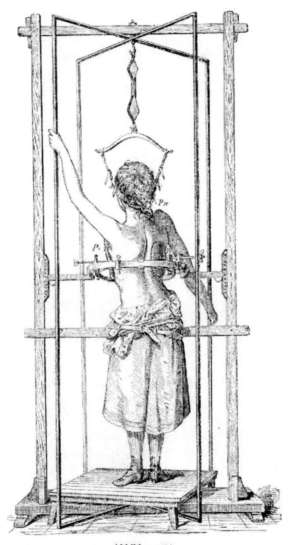

Abbildung 44.

Redressirungsbehandlung wird. Während bei den meisten derselben der Patient aufrecht steht und am Kopfe suspendirt ist, nimmt ein Verfahren eine Sonderstellung ein, welches die Vorbeugehalte zum Ausgangspunkt nimmt. Dieses letztere ist repräsentirt durch den sogenannten Beely'schen Skoliosenbarren (s. Abb. 42).

Die Art, wie bei diesem der Druck durch belastete Gurte ausgeführt wird, erhellt ohne Weiteres aus der Abbildung. Ich selbst habe das Verfahren in etwas modificirter Form ebenfalls lange Zeit in geeigneten Fällen mit Consequenz ausgeführt, bin aber davon wieder mehr zurückgekommen und zwar aus den nachfolgenden Gründen:

Es ist schwer, und zwar eigentlich nur durch permanentes Dabeistehen möglich, die jungen Patienten unausgesetzt zum Grundbedingniss der Wirkung des Verfahrens anzuhalten, nämlich den Rücken immer stark nach oben herauszudrücken und ihn nicht in der Mitte und im Kreuz ein-

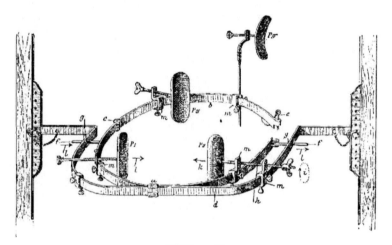

Abbildung 45.

sinken zu lassen. Dazu kommt, dass diese ganze Stellung für längere Zeit (denn der Apparat ist bestimmt, $^1/_4$, $^1/_2$ Stunde oder auch länger zur Anwendung zu gelangen) eine sehr ermüdende ist. Alles in Allem genommen meine ich, dass man den Apparat ja in einzelnen Fällen zur Anwendung bringen, ihn für gewöhnlich aber entbehren kann.

Von den in aufrecht stehender Stellung wirkenden Redressirungsapparaten ist als der der Anciennität nach älteste der von Lorenz zu erwähnen (s. Abb. 43).

Die corrigirende Einwirkung geschieht, wie die Abbildung zeigt, für gewöhnlich durch einen elastischen Gurt, der angezogen und nachgelassen werden kann. Zum Fixiren in vollständig corrigirter Haltung können, wie die Figur in den punktirten Linien andeutet, auch zwei Bindenzügel Verwendung finden.

110 Therapie.

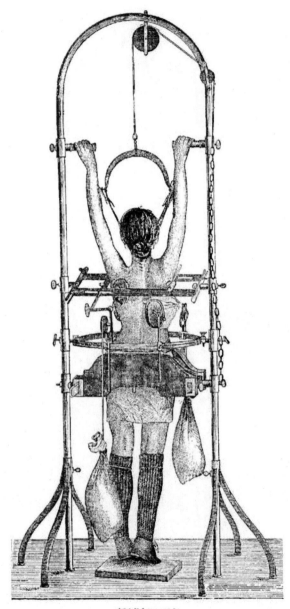

Abbildung 46.

Der Apparat ist durchaus geeignet, bei leichteren und mobilen Fällen eine energische Umkrümmung der Wirbelsäule zu erzielen, wirkt aber nicht entfernt mit der Kraft und Präcision detorquirend, wie mein vorbeschriebener (vgl. Abb. 40 u. 41) Redressirungsapparat.

Es ist wiederum Hoffa's Verdienst, zuerst eine weit exactere Me-

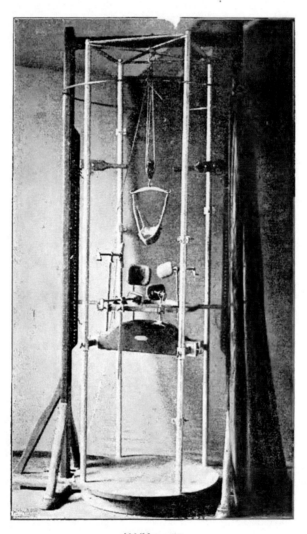

Abbildung 47.

thode der Detorsion in suspendirter Stellung angegeben zu haben unter Anwendung von Pelottendruck.

Ich bilde anbei den von ihm angegebenen Detorsionsapparat ab (vgl.

Abb. 44) und gebe ebenso die Detailabbildung seines Pelottenbügels wieder (vgl. Abb. 45).

Das Charakteristische für die Art seiner Detorsion ist, dass er das an der Querstange mit dem Becken fixirte Kind sich an dem drehbaren Viereckrahmengestell festhalten lässt, dieses detorquirt und nun die Fixationspelotten anlegt.

Dieses Verfahren erscheint als ein gewisser Nachtheil, weil einmal das Kind leicht dabei ermüdet und auch in seiner Haltung sehr variabel ist. Die Fixation am Becken ist sehr primitiv.

Kurze Zeit nach Hoffa's Mittheilungen über den vorgezeichneten Apparat publicirte Schede seinen, unter Benutzung der Hoffa'schen Idee modificirten, Apparat, welcher aus nachfolgender Abbildung ersichtlich ist (s. Abb. 46).

Die Detorsion erfolgt durch Heftpflasterzüge, welche über Rollen geleitet sind; die eigentliche Redressirung in ähnlicher Weise wie bei Hoffa durch die angeschraubten Pelotten. Die Fixation des Beckens geschieht in sehr zweckmässiger Weise zwischen zwei dick gepolsterten und fest gegen einander anpressbaren Kissenschaufeln. Nachtheile des Apparates sind: dass die Drehung von Oberkörper gegen Becken nicht in den Apparat selbst gelegt ist und dass das jeweilige Anbringen von Heftpflasterzügen und die ganze Zugvorrichtung

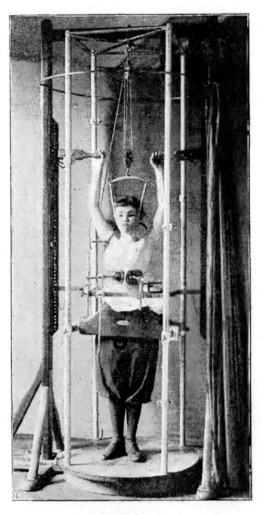

Abbildung 48.

mittelst Rollen und Gewichtssäcken für eine vielfache und rasche Benutzung zu umständlich ist.

Ich habe deshalb gesucht, einen Apparat zu construiren, der die Vortheile der von beiden vorgenannten Autoren angegebenen Apparate in sich vereinigt, Nachtheile derselben aber nach Möglichkeit vermeidet.

Dazu fühlte ich das Bedürfniss, mir in dem Apparat gleichzeitig ein Hülfsmittel zu schaffen, mittelst dessen ich in denkbar bester Correctur Gypsmodelle zur Anfertigung redressirender Corsets zu gewinnen im Stande sei.

Ferner sollte er mir dazu dienen, unter Umständen die Lorenz'sche Methode der Spiralzugdetorsion ausführen zu können.

Allen diesen Anforderungen entspricht der von mir construirte Apparat meiner Ueberzeugung nach in denkbar bester Weise (vgl. Abb. 47—51), bei welchem der Ausgleich der Verdrehung von Thorax und Becken durch Drehung des Unterrumpfes statt hat.

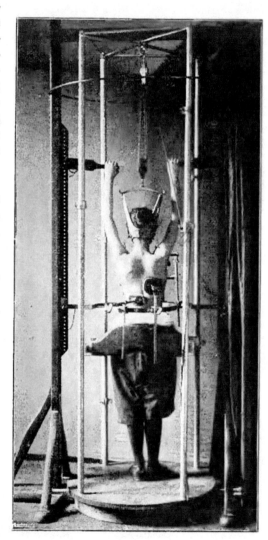

Abbildung 49.

Das Grundgestell desselben ist ein feststehender Holzrahmen, welcher seitliche Führungsschienen hat zur Fixirung von Armhaltern und Pelottenbügel in beliebiger Höhe. In das Grundgestell ist ein aus verzinnten Eisenstäben gefertigtes Viereck eingefügt, welches oben in der Mitte drehbar und unten auf drehbarer Scheibe befestigt ist. In der Höhe beliebig stellbar, sind an die als Vorderfront angenommenen Stäbe zwei Stahlschienen angefügt, auf welchen mittelst Schrauben fixirbar die beiden Beckenfixationskissen gleiten. Das ganze Viereck ist drehbar gegen die Ebene des äusseren Holzrahmens und ist durch einschnappende Feder unten in jeder beliebigen Stellung arretirbar. In den Holzrahmen eingefügt ist — vollkommen herausnehmbar — der zur Anbringung der Pelotten bestimmte Ring, welcher zu öffnen ist.

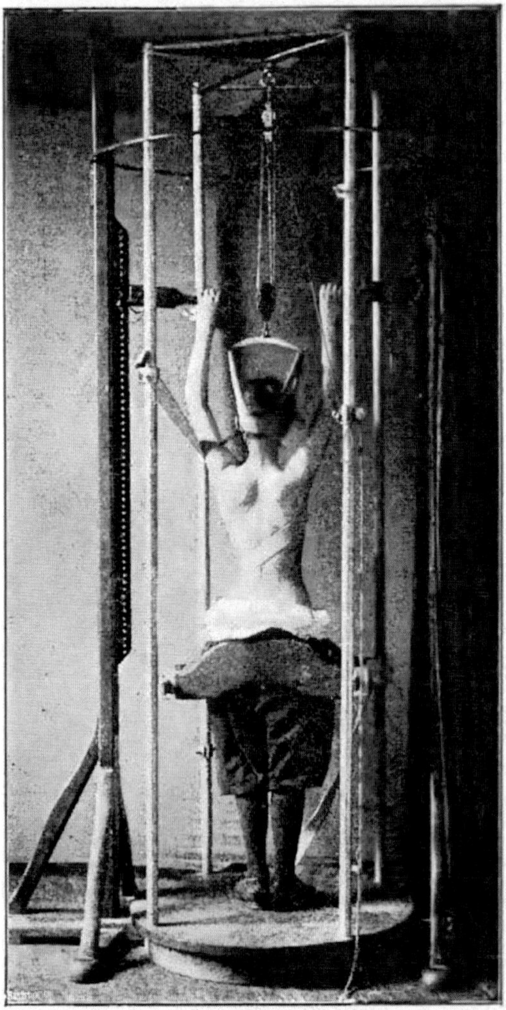

Auf demselben sind, mittelst Schrauben in der Höhe stellbar, die die Pelotten tragenden Stäbe angebracht. Auf den Stäben des Detorsionsvierecks gleiten abnehmbare und in jeder beliebigen Höhe durch Schrauben fixirbare Hülsen, welche Haken tragen, in welche der elastische Detorsionsgurt eingehakt werden kann.

Abbildung 50.

Das betreffende Kind wird in den Apparat hineingestellt, indem der Pelottenbügel im Charnier geöffnet wird und die hintere Beckenschaufel herausgezogen wird. Die vordere derselben wird in der Höhe des Beckens oder obersten Drittels der Oberschenkel eingestellt und nun der Unterkörper durch die von hinten wieder darangeschobene und fest gegen die vordere herangedrückte Schaufel festgestellt. Sodann wird das Kind in der Mittellinie des Apparates vertical suspendirt, wobei darauf zu achten ist, dass das Becken vollständig fixirt bleibt und nicht etwa das Kind zwischen den Beckenschaufeln herausrutscht und vom Boden unten abgehebelt wird.

Die gestreckten Arme fassen die gleich, oder auch in verschiedener Höhe (convexerseits wo erforderlich tiefer) eingestellten Armhalter. Nun treten die Pelotten und die vordere Armarretirung in Thätigkeit. Zunächst wird eine Pelotte gegen den vorderen Rippenbuckel eingestellt (wieder eine rechtsconvexe Dorsal- und linksconvexe Lumbalskoliose angenommen). Dann wird die rechte Schulter durch die Armstütze fixirt. Dann kann eine zweite Pelotte vorn gegen linken Rippenbogen oder Sternum gesetzt werden und nun wird die Hauptpelotte hinten gegen die Convexität der Rippenkrümmung herangeführt. Durch weitere Schraubendrehung presst nun dieselbe den Thorax nach vorn und wirkt abflachend auf den Rippenhöcker. Nun erfolgt, sofern in schweren Fällen noch eine weitere Verschiebung besteht, die weitere Drehung des Unterkörpers mittelst des drehbaren Rahmengestelles bis Queraxe des Beckens und Queraxe des Thorax sich ungefähr decken. Auf der Höhe der bestmöglichen Correction lässt man das Kind anfangs drei, nach und nach fünf und später bis zu zehn Minuten verweilen. Die Stellung der Pelotten kann in ver-

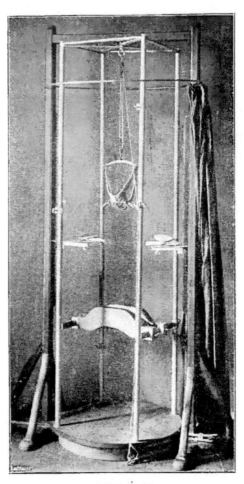

Abbildung 51.

schiedener Weise variirt werden. Man kann z. B. vorn beide Rippenbögen, stärker natürlich in einem Fall wie dem angenommenen, den linken Rippenbogen fassen und kann auch hinten einen Druck gegen den linksseitigen Lendenwulst ausüben.

Die beifolgende Serie von Abbildungen giebt in Abbildung 47 den Apparat unbenutzt, in Abbildung 48 und 49 den Apparat in Anwendung von vorn und hinten gesehen. Abbildung 50 ergiebt die Wirkung des elastischen Zügels, wie er zur Festhaltung der corrigirten Stellung zwecks Gewinnung eines Negativs für Detorsionscorset angewandt wird und auch für

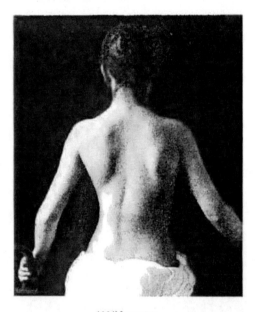

Abbildung 52.   Abbildung 53.

die Lorenz'sche Detorsionsbehandlung sich eignet. Abbildung 52 ergiebt eine Abbildung des Kindes, welches im Apparat eingestellt ist, im Beginn der Behandlung und Abbildung 53 desselben Kindes nach halbjähriger Cur.

Für die Herstellung eines Gypsnegativs, behufs Anfertigung eines der gleich zu besprechenden sogen. Detorsionscorsete, kommt nicht die Armhaltung wie in Abbildung 49 u. 48 zur Anwendung, sondern die Arme werden bequem in Schulterhöhe auf die aus Abbildung 51 ersichtlichen Armstützen gelegt, welche in jeder beliebigen Höhe einlegbar sind. Auch diese halte ich für eine wesentliche Verbesserung für die Technik der Herstellung amovibler Corsets. Man gewinnt dann am Gypsnegativ ausserordentlich schön Schulterhöhe und Form.

IV. Portative Stützapparate.

Sehr alt ist das Bestreben, die fehlerhafte Haltung Skoliotischer zwangsweise durch tragbare Stützapparate zu verbessern, und verbürgter Weise wandte schon Ambroise Paré um 1579 Rückenschaalen von durchlöchertem Kupferblech, der Körperform möglichst entsprechend geformt, an. Er hat augenscheinlich von vornherein das allerwichtigste Princip, welches auch den neuesten Constructionen der genau den Körperformen entsprechenden Corsets zu Grunde liegt, im Auge gehabt. Zwischen Ambroise Paré's erste Modelle eines

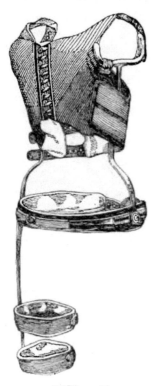

Abbildung 54.

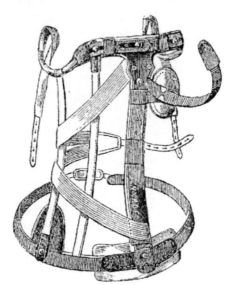

Abbildung 55.

Stützcorsets aber und das Hessing'sche Modell eines solchen schieben sich eine Ueberfülle der verschiedenartigsten Stützapparate ein. Nur der kleinste Theil von ihnen wird jedoch den Anforderungen wirklicher Zweckmässigkeit und gleichzeitiger constructiver Einfachheit gerecht.

Ein Arsenal von Schrauben, Federn, Zügen, Pelotten ist aufgeboten worden, um eine Correctur der skoliotischen Haltung und vermeintliche Redressirung der Rippen zu erzielen.

Es kann nicht meine Aufgabe sein, aller der älteren Constructionen zu gedenken. Ich gebe nur zwei Formen wieder, welche principiell wichtig erscheinen und in der That ihrer Zeit wesentliche Verbesserungen repräsentirten.

Es sind dies der Apparat Lorinser's (s. Abb. 54) und die Nyrop'sche Federdruckmaschine (s. Abb. 55).

Um zu einem Urtheil über den Werth und die eigentlichen Grundprincipien eines Skoliosenapparates zu gelangen, muss man sich Folgendes vergegenwärtigen.

Was soll ein Skoliosenapparat? Er soll die bestmögliche Haltung, welche in den leichtesten Fällen durch Selbstredressement, in den schwereren Fällen durch redressirenden Druck oder sonstige mechanische Correctur erreichbar ist, zu einer möglichst für den Tageslauf der Patienten dauernden machen. Er soll nach Möglichkeit die seitlichen Inflexionsstellungen und die Verschiebung wie Verdrehung von Rumpf und Becken corrigiren.

Niemals aber wird an derartigen Apparaten, ohne dass er zu den grössten Unzuträglichkeiten für den Patienten führt, sich mit derartiger Gewalt ein Zug oder Druck ausüben lassen, dass er im direct formverändernden Sinne auf die Knochen, also in erster Linie die Rippen wirken könne.

Alle Maassnahmen haben darauf hinzuzielen, eine Correction der Haltung zu erzielen und Unterstützungsmittel der antistatischen Behandlung im Sinne der functionellen Belastung zu sein.

Ein Epoche machender Fortschritt war es daher, als Sayre durch seine berühmte Arbeit[1]) die Fachwelt lehrte, einfach durch Umlegen eines erstarrenden Gypspanzers die durch Suspension nach Möglichkeit corrigirte Haltung zu einer dauernden zu machen. Die schweren Nachtheile der von ihm eingeführten inamovibeln Corsetbehandlung wurden jedoch nur zu bald klar. Ein weiteres unendlich grosses Verdienst erwarb sich daher derselbe Sayre, dass er nunmehr auch die Technik der Anfertigung amovibler Gypscorsets hinzufügte.

Die Revolution in der Apparatbehandlung der Skoliose, welche die Sayre'sche Verbandtechnik hervorrief, und die weite Verbreitung, welche das Sayre'sche Gypscorset in der ärztlichen Welt gefunden hat, rechtfertigt es, wenn an dieser Stelle kurz eine Beschreibung der Herstellungstechnik desselben gegeben wird.

Um ein amovibles Gypscorset herzustellen, bekleidet man den Körper des Patienten mit so engem Tricotschlauch (man muss immer, aus der Fabrik oder vom Lieferant bezogen, mehrere Weiten auf Vorrath halten), dass derselbe ganz faltenlos dem Körper anliegt. Die Länge des Tricots muss doppelt so lang sein, als der Länge des anzufertigenden Corsets

---

1) Sayre, Spinal disease and spinal curvature. Their treatment by suspension and the use of the plaster of Paris bandage. London 1877.

entspricht. Ueber die Schultern und um den Hals strafft man den Tricot in der Weise, dass man ihn entweder mittelst kleiner Bindenstücken hochzieht oder aus den oberen Endrändern selbst kleine Zügel schneidet, mittelst deren man den Tricot heraufknüpft. Dann wird das Kind suspendirt, und zwar am besten mit Fixation des Beckens und aufgelegten Armen, wie dies mittelst meines vorbeschriebenen Apparates erreicht wird.

Zur Anfertigung des Verbandes gehören beste Gypsbinden, welche vollkommen trocken gehalten sein müssen, damit der Gyps möglichst rasch erstarrt.

Nun beginnt man etwa von der Höhe der Steissbeinspitze hinten nach vorn zu bis gut unterhalb der spinae anteriores herumgreifend und glatt anwickelnd, die Bindentouren zu legen, so dass immer eine dachziegelförmig die andere möglichst deckt. In etwas schräger Richtung steigt man dann bis über die Darmbeinkämme herauf, eventuell hinten allemal das Bindenende abschneidend, um jede Faltenbildung zu vermeiden.

Von der Taillendünne an wickeln sich die Binden leichter. Man führt dieselben etwas schräg nach vorn zu aufsteigend, um besonders bei entwickelteren Mädchen die Büste gut heraus zu modelliren.

Unter den Armen reicht der Gipsverband nur bis zur Höhe der wagerecht gehaltenen Arme, nach hinten und vorn zu aber bogenförmig etwas höher. Der Gypsverband wird so stark gemacht, dass er etwa vier bis sechs Touren dick ist. Zum Schlusse modellirt man den Darmbeinkamm und die spinae vorn scharf heraus, damit der Sitz des Corsets am Becken möglichst exact ist. Sobald der Verband zu erhärten beginnt, zeichnet man sich vorn mit Hülfe eines Blechstreifens, welcher den leichten Körperwölbungen angepasst werden kann, die Mittellinie des Verbandes auf, schiebt am sichersten dann von oben diesen Blechstreifen unter Einziehen des Bauches von Seiten des Kindes unter den Tricot in der bezeichneten Mittellinie und schneidet nun sowohl den unten überstehenden Tricot wie den Gypsverband mit seinem festhaftenden Untertricot auf. Unter vorsichtigen leichten, lockernden Manipulationen dreht man dann den Verband seitlich vom Patienten herunter.

Am besten bindet man ihn hierauf mit einigen Bindenzügen in der richtigen Lage zusammen und lässt ihn vollständig trocknen.

Will man ihn recht elastisch machen, so kann man seine Aussenfläche einmal mit Glycerin überpinseln und dieses einziehen lassen.

Ein noch haltbareres Corset als das Original-Sayre'sche erhält man, wenn man die neuere Leimverbandtechnik zu Hülfe nimmt. Man legt dann nach dem Trocknen über die Gypshülse noch zwei bis drei Touren mit Leim durchtränkter Mullbinden. Auf diese Technik wird des Näheren noch bei dem weiter unten zu besprechenden Holzleimcorset zurückzukommen sein. So lange die Gypsform noch einigermaassen weich ist, müssen alle etwaigen kleinen Druckunebenheiten oder Falten an der Innenfläche gut ausgeglichen werden.

Die auf eine der vorbezeichneten Weise fertiggestellte Corsethülse wird nun vorn beiderseits mit einer Schnürvorrichtungspatte versehen und mit den überschüssigen Tricotstoff überzogen.

Die Ränder werden mit einem dünnen und weichen Leder eingefasst.

Vor der Garnirung legt man am besten dem Patienten die Corsethülse noch einmal an, um etwaige Druckstellen, besonders an den Achseln zu bemerken, und ferner, um in den Inguinalgegenden den richtigen Ausschnitt zu machen, damit das Sitzen im Corset bequem möglich ist.

Zum Schnüren vorn dient entweder eine gewöhnliche Corsetschnur, oder am besten eine elastische Gummischnur, welche der Respiration mehr Spielraum gestattet.

Das Corset wird nach seiner Fertigstellung über ein anliegendes Tricothemd, jedenfalls über ein weiches, faltenfrei anliegendes Hemd getragen.

Gleich hier sei erwähnt, dass jedes in durch Suspension corrigirter Körperhaltung angepasste Corset auch in Suspension wieder angezogen werden muss. In schwereren Fällen ist es erforderlich, mit einer mässigen Correctionsstellung zu beginnen und erst allmählich, etwa von Halbjahr zu Halbjahr, die Höhe der Correction zu steigern, wenn das Corset vertragen werden soll. Ein allmähliches Eingewöhnen und erst stundenweises Tragen ist in allen Fällen erforderlich.

Nachdem Sayre nun überhaupt die Technik eines abnehmbaren Negativcorsets gelehrt hatte, wurde von anderer Seite versucht, andere Materialien und Verbandmittel für den Gyps einzuführen.

Vor Allem war es der Filz, welchen man als plastisch sehr gut formbares Material zur Herstellung abnehmbarer Corsets in Anwendung brachte. Die Nachtheile des Filzes, seine relative Schwere, ungeheure Wärme und seine rasche Nachgiebigkeit bei wirklichem Druck von Seiten des skoliotischen Körpers machen ihn jedoch sehr wenig geeignet.

Ein grosser weiterer Fortschritt war es, als man lernte, das Gypsnegativ des Körpers nur als Modell zu benutzen, um danach ein Positiv zu formen, über welchem man nun in aller Ruhe und mit allen technischen Hülfsmitteln erst den wirklichen Stützapparat baute.

Die ersten diesbezüglichen Versuche, welche von England ausgingen, fanden keine rechte Anerkennung und Verbreitung.

Es ist das Verdienst des Laienorthopäden Friedrich Hessing, diese Technik zur Vollendung und zur allseitigen Anwendung bei allen exacten Orthopäden gebracht zu haben.

Man überzeugte sich aber bald, dass es nicht nothwendig sei, wie Hessing es pflegte (jetzt wohl auch nicht mehr in so exclusiver Weise) ein Holzpositiv herzustellen, sondern dass es vollkommen genügte, ein Gypspositiv auszugiessen. Ueber einem solchen, wie es die Abbildung 56 zeigt, lässt sich jede Corsettechnik ausführen.

Ein naheliegender Schritt Walltuch's war es, mit Hülfe dieser Methode und der inzwischen eingeführten schon erwähnten Leimverbandtechnik statt des Gypscorsets, welches doch mit der Zeit unter dem Einfluss der Körperausdünstung weich wird, für die unbemitteltere Praxis das sogenannte Holzspahncorset einzuführen.

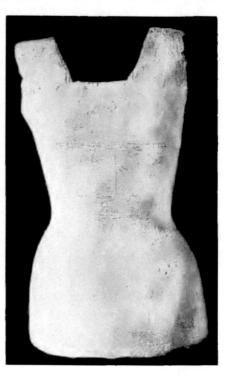

Abbildung 56.

Die Anfertigung desselben geschieht nachfolgendermaassen, und zwar gebe ich die Technik so, wie ich sie mir herausgebildet habe: Nachdem in der früher beschriebenen Weise ein Gypsnegativ hergestellt und nach demselben ein Gypspositiv ausgegossen worden ist, wird dasselbe mit Tricot überzogen. Nunmehr wird bester kölnischer Leim so dünn bereitet, dass er leicht fliesst und mit etwa 5 % Glycerin, d. i. drei bis vier Esslöffel Glycerin auf ein Liter Leimlösung, versetzt. Chromsäurelösung (behufs Wasserdichtung) dem Leim zuzusetzen, empfiehlt sich nicht, da derselbe dann sehr leicht eine ganz eigenthümliche Gelatinirung zeigt, welche ihn zum weiteren Verwenden unmöglich macht.

Nunmehr werden Streifen dünnen und fabrikmässig hergestellten Schusterspahns, welche an ihren Enden mehrfach gespalten sind, um sich allen Wölbungen anzuschliessen, in dem Leim getränkt und am besten in abwechselnden Lagen mit geleimten Mullstreifen so um das Positiv herum und über einander gelegt, dass sie genau glatt dem Tricot sich anschliessen. Die Dicke eines Holzspahncorsets beträgt etwa drei Schichten Spahn und drei Schichten Mull. Die weitere Behandlung, Ausschneidung, Garnirung u. s. w.

ist wie bei dem vorbeschriebenen Gypscorset. Statt Holzspahn kann auch Cellulose, welche in Rollen und etwa von Pappdicke bezogen wird, nach gehörigem Durchweichen im Wasser auf das Positiv geformt werden und durch Schichten von Leim, eventuell unter Anwendung von Mullstreifen, verbunden werden.

Ganz kürzlich ist von Landerer und Kirsch[1]) der sogenannte Celluloidmullverband empfohlen worden. Derselbe besteht aus Mullbinden, welche mit Celloïdinlösung (Lösung von Celloïdin in Aceton) getränkt werden. In der That lassen sich damit ausgezeichnete und leichte Hülsenverbände herstellen. Ueber seine Verwendbarkeit zu Corsets fehlt mir noch das Urtheil.

Alle diese vorbezeichneten Verbandarten haben aber in der Form von Corsets die Nachtheile, dass sie verhältnissmässig für die Ausdünstung des Körpers sehr ungünstig, einmal geformt in keiner Weise modificirbar und selbst mässigen Wachsthumsveränderungen der Kinder nicht anpassbar sind.

Hessing hat sich dadurch verdient gemacht, dass er zweckmässige Stoffcorsette für die Skoliose einführte.

Diese Stoffcorsettechnik ist dann von Hoffa weiter verfolgt worden und verdient immer ausgedehntere Verwendung.

Da wiederum eigene Praxis mir verschiedene Modificationen und Technicismen aufgedrängt haben, so gebe ich für die Anfertigung eines Stoffcorsets die Beschreibung der Technik, wie sie für meine Anstalt zur stehenden geworden ist.

Amvobibles Stoffcorset.

Das Erste ist die Anfertigung des Gypsnegativs und Positivs in der oben beschriebenen Weise, am besten mit Abformung der Schulterpartieen (vgl. Abb. 56).

Für alle schweren Formen benutze ich dabei ausschliesslich meinen oben beschriebenen Apparat mit Beckenklammer und Armhalter. Da, wo durch elastischen Spiralzug die Verdrehung des Oberkörpers zum Becken und vor Allem die seitliche Verschiebung des Rumpfes zum Becken ausgeglichen werden kann, lege ich den elastischen Spiralzügel, bestehend aus bestem Gummigurt, an, wie ihn Abbildung 50 zeigt. Man erhält auf diese Weise einen Abguss des je nach Umständen vollständig corrigirten Rumpfes.

Nochmals besonders erwähnt sei, dass die Hüftbeinkämme und die spinae anteriores superiores auf das Schärfste markirt sein müssen. Nun wird über dem Positiv, dem Gypsblock, das Stoffleibchen zugeschnitten und neuerdings an den Hüften bei stark entwickelten Mädchen schnürbar gemacht. Der Stoff ist bester Drell. Entsprechend dem Gypsblock werden

---

1) Centralblatt für Chirurgie 1896 Nr. 29.

die Stahlbeläge, wie die Hüftbügel, die Stützstangen, die Achselkrücken u. s. w. geformt, aber noch nicht gehärtet; sie werden nur aufgeheftet, und nunmehr wird das rohe Corset am Körper probirt. Jetzt erst werden die Stäbe am Körper endgiltig gerichtet, je nach Befinden etwas flacher oder aufrechter gebogen, an der Seite der Convexität herangerichtet, auf der der Concavität aber zur Schaffung eines gewissen Hohlraums, je nach Umständen, etwas abgebogen. Dann werden die Stahltheile gehärtet und wird das Corset fertig gemacht. Grossen Werth lege ich bei der Anfertigung aller Corsets, auch für die Apparate, wie ich sie für die angeborene Hüftverrenkung angegeben habe[1]), auf das Stahlbügelviereck in der Sacralgegend, welches allein die beiden seitlichen Hälften des Corsets in sich fest verbindet und an einer gegenseitigen Höhenverschiebung hindert.

Achselzüge vervollständigen das Bild, wie es Abbildung 57 und 58 zeigen.

Je nach dem vorliegenden Zustande bringe ich nun noch einige besondere Modificationen in Anwendung.

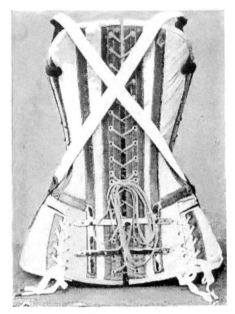

Abbildung 57.

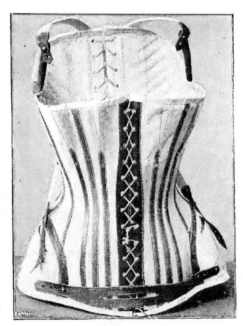

Abbildung 58.

---

1) Dolega, Zur orthopädischen Behandlung der angeborenen Hüftverrenkung. Deutsche medicinische Wochenschrift 1895, Nr. 37, und Archiv für klin. Chirurgie, Bd. LIII, Heft 2.

Bei denjenigen Skoliosen, welche mobil und mit einer sehr starken Verschiebung des Thorax über dem Becken verknüpft sind, so dass also z. B. bei rechtsseitiger Dorsalskoliose eine sehr starke Ausladung des Oberkörpers nach rechts besteht und die linke Hüfte auf das Stärkste hervortritt, pflege ich den spiraligen Zug, wie er für die Herstellung der Detorsionshaltung weiter oben beschrieben ist, in etwas modificirter Weise und ungefähr im Sinne der weiter unten zu erwähnenden Fischer'schen Spiralbinde innerhalb des Corsets anzubringen. Dies geschieht in der Weise, dass vom vorderen Theil der der Convexität entgegengesetzten Schulterstütze — im vorangenommenen Falle also der linken — der elastische Zügel unter dem betreffenden Arm nach hinten zu ausgeht, durch einen Schlitz in der Achselhöhlengegend aus- und durch einen zweiten Schlitz so wieder eintritt, dass er der Höhe der Convexität wieder anliegt, spiralig um den Thorax schräg nach vorn, den vorderen Rippenbuckel noch deckend, nach dem linken Oberschenkel zieht und heraufsteigend wieder vorn an einem Knopf des vorderen Hüftbügels befestigt wird.

Für die meisten derartigen Fälle wirkt diese Art der Correctur ganz ausgezeichnet. Genügt sie indessen nicht und wird trotzdem der Oberkörper noch seitlich verlagert, so muss man auf der der Verschiebung entgegengesetzten Seite eine Oberschenkelhülse mit Aufsitz am tuber ischii anbringen, welches die Abhebelung an der betreffenden Seite dann meistens vollständig aufhebt.

Nur in einem ganz eigenthümlichen Falle hysterischer Skoliose bei einem ausserordentlich kräftigen Mädchen bin ich auf diese Weise nicht zu Stande gekommen und musste zu einer vollständigen langen Beinschiene greifen. Der Fall ist so ausserordentlich interessant, dass ich ganz kurz hier, mit speciellem Bezug auf die Apparattechnik, denselben erwähnen möchte.

Ein gesundes vierzehnjähriges kräftiges Mädchen wurde plötzlich etwas anämisch und nervös und zeigte eine binnen vier Wochen rapid zunehmende skoliotische Haltung mit der Convexität nach rechts [wie Abb. 59 [1]) wiedergiebt] und mit einer starken Verschiebung des Oberkörpers über dem Becken. Da irgend eine Wirbelerkrankung absolut auszuschliessen, ferner die Form der Krümmung eine atypische war und Patientin das eigenthümliche Symptom zeigte, mit einem hörbaren Schnappen in der Höhe der Intervertebralscheibe vom elften und zwölften Brustwirbel ihre Skoliose willkürlich nach links umkrümmen zu können (wie aus Abb. 60 ersichtlich ist), so blieb die Diagnose einer functionellen oder besser hysterischen Skoliose einzig und allein möglich und wurde mir auch vom Collegen Hoffa, dem ich den Fall zufällig zeigen konnte, bestätigt. In meiner Verzweiflung über die geradezu entsetzliche Haltung, welche Monate hindurch

---

1) Die Punkte in den Abbildungen dienen zur Markirung der Wirbel, decken sich indess in ihrer Lage zufolge Verschobenseins der Haut nicht mehr genau mit den proc. spinosi.

trotz zweckmässiger Allgemeinbehandlung, trotz Massage, Gymnastik, Herausnehmen aus den häuslichen Verhältnissen u. s. w. nicht sich bessern wollte, und darüber, dass ein angefertigtes Celluloidstützcorset trotz linkem Schenkelhülsenstück seinen Zweck nicht genügend erfüllte, sondern der Rumpf in der stärksten Weise nach rechts verschoben blieb und der ganze Apparat von der linken Hüfte abgehebelt wurde, griff ich zu dem erzieherischen Zwangsmittel einer langen Schiene am linken Bein, welche mit dem Corset verbunden wurde, und er-

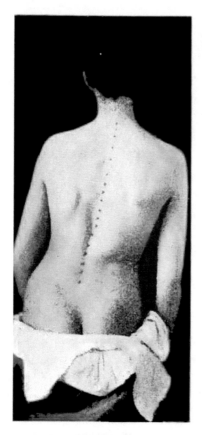
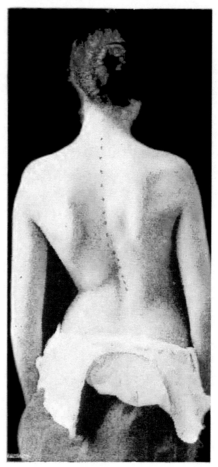

Abbildung 59.   Abbildung 60.

reichte nun endlich eine vollständig aufrechte Haltung. Relativ schon nach kurzer Zeit, schon nach zwei Monaten, hatte sich das Mädchen in ihrer Haltung erheblich gebessert und ist jetzt vollkommen geheilt. Es besteht keinerlei anatomische Veränderung der Wirbelsäule.

Nach dieser kurzen casuistischen Abschweifung kehren wir zur Beschreibung anderweitiger Modificationen der Corsettechnik zurück.

126   Therapie.

Durch einen Besuch bei Lorenz in Wien erhielt ich seiner Zeit die Anregung, statt ausschliesslich Stoff zum Theil Celluloid zur Herstellung orthopädischer Corsets zu verwenden. Mein Bandagist arbeitete sich in die Technik, welche nicht leicht ist — indem das Celluloid bei Siedehitze im Wasserbade über dem Modellblock gewalkt werden muss — ganz ausgezeichnet hinein. Wir verfuhren in ähnlicher Weise wie Lorenz und stellten alle jene Theile, welche als Rücken- und Beckenschalen die betreffenden Theile umfassen, aus Celluloid her, während der Brusttheil in Stoff, eventuell unter Einsatz elastischer Gummitheile, gearbeitet wurde.

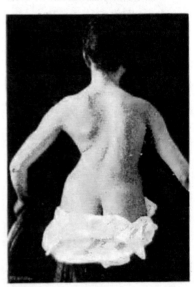

Abbildung 61.   Abbildung 62.

Als Material verwendet man am besten französisches Celluloid, da die deutschen Fabrikate sich meist als zu spröde erweisen.

Es muss aber offen gesagt werden, dass trotz besten Materials und sorgfältiger Anfertigung oft von den Nietstellen der Stahlbeläge aus bei heftigerem Stoss oder Fall im angezogenen Corset, häufig jedoch auch ohne jede erheblichere Einwirkung von aussen, Sprünge ausgehen, welche Tendenz zur Vergrösserung haben. Trotzdem bewähren sich diese, natürlich durchlöcherten und leichten Schalencorsets, wie ich anbei eins in situ für eine ganz schwere Skoliose wiedergebe (s. Abb. 61), neben der Abbildung der Patientin ohne Corset (Abb. 62), unter Umständen ganz ausserordentlich und eignen sich besonders auch für die Zwecke der Cachirung bei hochgradigen Difformitäten.

Dass indessen mit dem Stoffcorset derselbe Effect erzielt werden kann, beweist die weitere Abbildung, welche dieselbe Patientin in dem erst

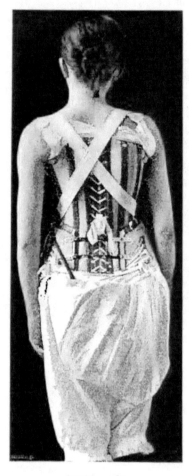

Abbildung 63.

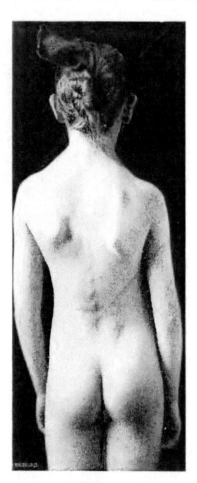

Abbildung 64.

kürzlich für sie gearbeiteten dritten Correctionscorset (im Laufe von $2^{1}/_{2}$ Jahren) zeigt (Abb. 63).

Der Effect einer solchen orthopädischen Corsetbehandlung (neben entsprechender Apparat- und orthopädisch-gymnastischer Behandlung) ist z. B. wie im vorliegenden Falle der, dass von einer Zunahme der Skoliose keine

128 Therapie.

Rede gewesen ist, die dem ganzen Charakter derselben nach wohl unausbleiblich gewesen wäre, dass dieselbe noch in gewissen Grenzen mobil ist und dass der Patientin erst durch den Apparat die andauernde Tragfähigkeit ihres Körpers wiedergegeben wurde, abgesehen von der ausserordentlichen kosmetischen Verbesserung der Figur im Ganzen.

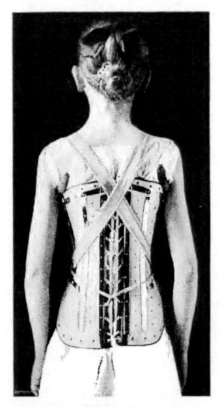
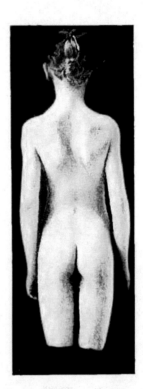

Abbildung 65.   Abbildung 66.

Im Allgemeinen muss ich sagen, dass ich, durch die verschiedensten Erfahrungen veranlasst, im Princip zum Zweck der Correction einer Skoliose dem Stoffcorset den Vorzug gebe, weil dasselbe entschieden durch Nachrichten der Stahlstäbe am Körper correctiv am wirksamsten gestaltet werden kann und entschieden auch den festesten Schluss am Becken giebt.

Dagegen erweist sich das Celluloidschalencorset als sehr zweckmässig zu Stützapparaten für alle jene leichteren Formen der Skoliose, deren Ursache in einem abnorm raschen Wachsthum, einem sogenannten Emporschiessen, zu suchen ist und bei denen man den Eindruck hat, als ob eben die Rückenmuskeln nicht im Stande seien, den schlanken, und so zu sagen schwippen, Oberkörper in Balance zu halten.

Ich gebe zur Erläuterung die Abbildungen der bereits Seite 65 abgebildeten linksseitigen primären Lumbalskoliose (Abb. 64), der Haltung desselben Kindes im Celluloidschalencorset (Abb. 65) und der inzwischen zur

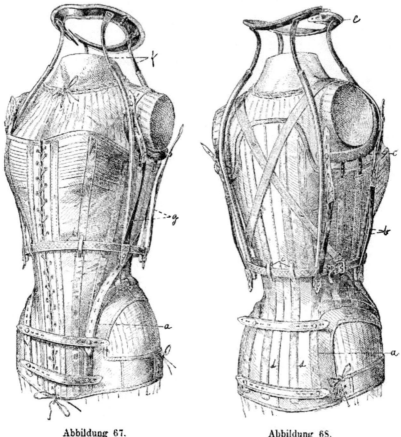

Abbildung 67.   Abbildung 68.

wirklichen Natur gewordenen guten Haltung und Rückbildung der Lumbalskoliose des Kindes, $1^{1}/_{4}$ Jahr nach eingeleiteter Behandlung (s. Abb. 66).

Alle die vorbezeichneten Corsetformen haben aber nun Eins gemein, dass sie ihre correctiveWirkung nur auf den mittleren und unteren Theil der Wirbelsäule und des Thorax entfalten können. Die oberste Dorsalpartie und die Halswirbelsäule entzieht sich ihrer Beeinflussung. Für frühjugendliche Fälle cervicodorsaler Skoliosen hat daher Hoffa eine Suspensionsvorrichtung empfohlen, wie er sie zunächst bei Spondylitis anwandte, und welche ich in den beiden nebenbezeichneten Abbildungen wiedergebe (s. Abb. 67 u. 68).

Ich habe dieselbe auch in einigen Fällen versucht, muss aber gestehen, dass einmal die Anfertigung und Anbringung des Kopfkranzes, wenn er ertragen werden soll, technisch zu den grössten Schwierigkeiten gehört und dass die Auffälligkeit und Unbequemlichkeit des Apparates eine hochgradige ist. Ich glaube, man wird daher den Apparat nur dann anwenden dürfen, wenn die cervico-dorsale Krümmung wirklich intensive Neigung zur Progredienz zeigt.

Ich denke, dass ich damit das Wichtigste über die gebräuchlichsten Formen der orthopädischen Corsets und der Technik ihrer Anfertigung besprochen hätte.

Es erscheint mir nun nicht unzweckmässig, einen nochmaligen ganz kurz zusammenfassenden Ueberblick auf die Werthigkeit der vorbeschriebenen portativen Apparate, die Art ihrer praktischen Verwendbarkeit, sowie auf die Indicationsstellung für die Anwendung eines portativen Apparates überhaupt, zu werfen.

Es ist geradezu tragikomisch, welche weitverbreitete Furcht in Laienkreisen, wie aber auch zum Theil in ärztlichen Kreisen, vor einem orthopädischen Stützapparat oder einem sogenannten „Panzer", wie er so häufig bezeichnet wird, herrscht, und welche schädliche Wirkung auf Organe und Allgemeinbefinden demselben zur Last gelegt wird.

Allerdings hat diese Furcht auch zum Theil ihre gute Berechtigung, und zwar mit Bezug auf die Producte einer veralteten Technik, wie sie aber leider noch allzu oft zur Verwendung gelangen.

Ausserordentlich bedauerlich ist es nämlich, dass die grossen Fortschritte, welche die moderne Orthopädie nach den verschiedensten Seiten hin, und gerade auch auf dem der Apparattechnik, gemacht hat, in weiteren ärztlichen Kreisen so wenig bekannt und auch, wenn bekannt, von ihnen so wenig gewürdigt sind.

Es ist letzteres nur dadurch erklärlich, dass es sehr vielen Aerzten an einfachem mechanischen Vorstellungsvermögen gebricht und ferner betreffs der zu erreichenden Erfolge allerdings gerade in der Orthopädie, und besonders in der Behandlung der Skolise, das Sprichwort gilt, wie nirgends wo mehr:

„gutta lavat lapidem."

Wenden wir uns jetzt zur kurzen Kritik der verschiedenen Skoliosenapparate, so ist schon erwähnt, dass nur ein wirklich der corrigirten Körperform streng angepasstes Corset gleichzeitig im stützenden wie correctiven Sinne zu wirken in der Lage ist.

Von sonstigen Stützapparaten können höchstens der oben abgebildete Nyrop'sche Apparat oder eine seiner Modificationen, eventuell solche in Verbindung mit einem elastischen Seitenzug bei beginnender seitlicher Deviation, oder der von mir angegebene[1]) und nachstehend abgebildete Supporter (Abb. 69) für die Formen, wo bei ausgesprochen rundem Rücken gleichzeitig eine leichte Schiefhaltung vorhanden ist, in Betracht kommen.

Was die Corsets anbetrifft, so sind die Mängel der absolut starren, sogenannten Verbandcorsets, schon oben beleuchtet worden.

Trotzdem wird man das Gypscorset, wie auch das Holzcorset, zufolge seiner Billigkeit für die poliklinische Praxis nicht entbehren können.

Ich stehe aber auf dem Standpunkt, dass mit der Zeit, mit Hilfe grösserer Unterstützungsfonds und vor Allem grösserer Einsicht von Seiten der Krankenkassen, es ermöglicht werden muss, für alle benöthigenden Fälle einfache, aber exact gearbeitete Stoffcorsets herzustellen, denn diese allein entsprechen von allen Apparaten am besten den Erfordernissen eines Skoliosenapparates

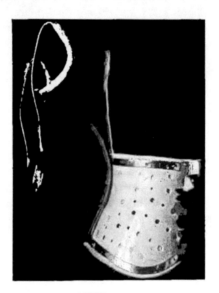

Abbildung 69.

und besitzen die relativ grösste Haltbarkeit. Allerdings kann nicht genug betont werden, dass auf die saubere und gewissenhafte Technik der Anfertigung Alles ankommt; darin liegt die Kunst.

Man darf sich keine Mühe verdriessen lassen; muss probiren, bis das Corset der Körperform vollkommen entspricht und seine correctve Wirkung entfaltet, ohne dem Patienten irgend welche Beschwerden — ausser dem des anfänglichen Ungewohntseins — zu verursachen.

Was die Indicationsstellung für die Anwendung portativer Apparate anbetrifft, so ist mein Standpunkt der:

---

1) Vgl. Dolega, Zur Behandlung der habituellen Kyphose. Therapeut. Monatshefte, Mai 1895.

Für alle beginnenden Formen, und ganz besonders für alle habituellen in unserem Sinne, versucht man zunächst mit erzieherischer, wie specialisirter Gymnastik, Massage, den einfachen Redressementsübungen und antistatischen Vorrichtungen zum Ziele zu kommen.

Sicht man, dass entweder ein Kind nicht den guten Willen oder thatsächlich nicht die Kraft hat, seine fehlerhafte Haltung selbst zu bekämpfen, dass bestimmte statische Schädlichkeiten schwer zu vermeiden sind, und vor Allem, dass der skoliotische Process eine Tendenz zur Verschlimmerung zeigt, so muss man die schädlichen Einflüsse der fehlerhaften Belastung für die vielen Stunden des Tages, in welchem diese zur Geltung kommt, durch einen passenden Stützapparat auszugleichen suchen. Die Wahl desselben hängt von den vorbezeichneten Momenten und Erwägungen ab.

Zum Schlusse aber darf ich behaupten: ein gut gearbeitetes Stützcorset schadet dem Gesammtorganismus in keiner Weise.

Als Nachtrag zu der vorstehenden Besprechung der portativen Stützvorrichtungen ist noch einer Methode zu gedenken, welche sich zum Ziel setzte, die Correction und Detorsion einer Skoliose allein mit Hülfe zweckentsprechend angelegter Züge herzustellen.

Wie ich schon erwähnt habe, ist die Anwendung des spiraligen Zuges schon weit älter als diese neueren Versuche, welche aber in der Weise, ausschliesslich mittelst elastischer Bindenzügel zu wirken, Barwell die erste Anregung verdanken.

Barwell, E. Fischer, Lorenz, Bidder und Andere construirten eine bestimmte Anordnung elastischer Bindenzügel, welche zum Zweck haben sollen, die Drehung des Rumpfes und die seitliche Verschiebung desselben über dem Becken möglichst zu corrigiren.

Ich gebe in der Abbildung diejenigen Zügelbandagen wieder, wie sie Lorenz (Abb. 70) und E. Fischer (Abb. 71 und 72) angegeben haben, weil ich diese für die zweckmässigsten halte.

Nach allem Vorhergesagten liegt aber auf der Hand, dass eine derartige Bandage nur für leichtere und ganz mobile Fälle in Betracht kommen kann.

Auf keinen Fall kann man sich vorstellen, dass dieselben etwa einen energischen redressirenden Druck auf stärkere Thoraxverschiebungen und Difformitäten auszuüben im Stande wären.

Noch zu erwähnen sind fernerhin drei Verbände, welche Lorenz in seinem Buch über die Skoliose 1886 empfohlen hat.

Ich muss sagen, dass sich mir bisher ein Bedürfniss für dieselben noch nicht recht herausgestellt hat, gebe aber gern zu, dass sie sich für eine poliklinische Praxis vielleicht empfehlen lassen und ich gelegentlich einer solchen wieder auf dieselben zurückkommen werde.

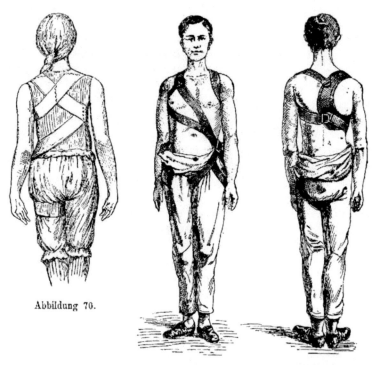

Abbildung 70.

Abbildung 71.   Abbildung 72.

Die betreffenden Contentivverbände bezeichnet er als den Seitenzugverband und Druckverband für die primäre Dorsalskoliose und Gürtelverband für die Behandlung der primären Lendenskoliose. Bezüglich der Art und Technik der Anfertigung derselben sei auf die Arbeit von Lorenz[1]) selbst verwiesen.

---

1) Lorenz, Pathologie und Therapie der seitlichen Rückgratsverkrümmungen. Wien, Hölder, 1886.

Schluss.

Nach der Erörterung der Pathologie und Therapie der Skoliose, wie ich sie in der vorstehenden Arbeit gegeben habe, dürfte es vielleicht aus rein praktischen Gründen nicht unangebracht erscheinen, einmal ganz **kurz einen exakt klinischen Behandlungsplan der Skoliose zu skizziren, und als Beispiel den zu nehmen, welcher in meiner Anstalt gehandhabt wird.**

Zunächst kommt in Betracht genaue Berücksichtigung des Allgemeinbefindens und etwaiger vorhandener pathologischer Nebenerscheinungen. Gute Ernährung, Sorge für geregelte Hautpflege, reichlicher Luftgenuss, Controle der Körperwachsthums- und Gewichtsverhältnisse sind Bedingniss. Am Morgen, sowohl für die Knabenabtheilung wie für die Mädchenabtheilung — natürlich getrennt — findet je eine gymnastische Uebungsstunde statt, unter Anwendung der verschiedenen angezeigt erscheinenden Redressirungs-, Detorsions- oder Lagerungsapparate, zum Theil während, zum Theil im Anschluss an die gymnastische Curstunde.

Für schwächliche Individuen folgt danach eine Stunde Bettruhe unter Anwendung des sehr schonend wirkenden, oben beschriebenen **Heine-Schildbach**'schen Lagerungsbettes oder eines der anderen oben erwähnten Correctionslagerungsbetten. In den Nachmittagsstunden wiederholt sich dieser Turnus, nur mit dem Unterschied, dass die eventuell besonders anstrengenden Apparate und Uebungen, vor allen Dingen im Beginn einer Cur, nur einmal täglich zur Anwendung gelangen. Nach der Mittagsmahlzeit ist für alle jugendlichen Patienten durchweg eine Stunde Bettruhe in corrigirter Rückenlage, wie vorbeschrieben, die Regel.

Gewöhnlich nach der Morgencurstunde werden diejenigen Fälle, für welche eine Rückenmassage, wie eventuell auch eine allgemeine Körpermassage, wünschenswerth erscheint, massirt.

Eventuelle Medicinal- (Sool- u. s. w.) Bäder werden in erforderlichen Fällen gegen Abend verabfolgt.

Für an sich gesunde Kinder wird mehrmaliges Kaltbaden, respective Schwimmengehen, pro Woche ausdrücklich gewünscht.

Ein bis zwei Stunden Unterricht pro Tag, Benutzung der freien Zeit zum Aufenthalt im Garten oder sonst im Freien, Sorge für heitere Geselligkeit lassen das Leben in der Anstalt den Kindern rasch zum zweiten Heim werden.

Wie bei jeder Behandlungsmethode sind auch bezüglich einer vorgeschilderten orthopädischen Cur bestimmte Vorsichtsmaassregeln streng inne zu halten:

Schluss.

Langsames und individualisirtes Vorgehen ist die erste Regel;

Energie, aber auch tactvolles Schonen der Kinder, wo es hingehört, die zweite.

Für die in den Entwickelungsjahren befindlichen Mädchen bedarf es einer sorgfältigen Ueberwachung der Menstruation. Aussetzen mit allen gymnastischen und Apparatübungen während der Menses, Vermeidung der mit Suspension verknüpften Manipulationen während der ersten zwei Tage nach der Regel erheischt die Vorsicht.

Nur in ganz vereinzelten Fällen schien mir trotz aller Sorgfalt unter dem Einfluss einer gymnastischen Cur die Menstruatian zu stark zu werden. Für solche Fälle empfiehlt sich dann für einige Zeit mit der eigentlichen Behandlung auszusetzen und nur mittelst zweckentsprechender Lagerungs- und portativer Stützapparate Rückschritten und Verschlimmerung des Leidens vorzubeugen.

Mühsam ist der vorgezeichnete Weg. Nur allmählich und nur in beschränktem Maasse ist unsere noch so sorgfältig ausgeführte Therapie zu leisten im Stande. Aber der Blick auf die leider nur allzu häufigen schweren Missstaltungen des Körpers, welche die verschiedenen Formen der Skoliosen hervorzubringen im Stande sind, welche nicht nur das leibliche, sondern auch das geistige Wohl der jungen Patienten schwer schädigen und sie oft bitter für das Leben machen, hat uns ein Sporn zu sein, auch auf dem Gebiet der Skoliosentherapie weiter zu arbeiten.

Es liegt hierin jedoch auch eine ernste Mahnung für die ärztliche Welt, wie für die Eltern und Erzieher, diesen Bestrebungen ihr Vertrauen und Interesse zu schenken und so früh als möglich Kindern, welche Neigung zu Wirbelsäulenverkrümmung zeigen, eine zweckentsprechende und consequente Behandlung zu Theil werden zu lassen.

Inhalt.

	Seite
Einleitung	1
Zur normalen Anatomie der Wirbelsäule und der Lehre vom Knochenwachsthum im Allgemeinen	6
Pathologisch-anatomische Befunde bei Skoliose	17
Aetiologie der Skoliose	43
Verschiedene Typen, Symptomatologie und Prognose der Skoliose	60
Therapie	76
Schluss	134